Erika Gromnica-Ihle

Das Rheuma besiegen

Hinweise und Ratschläge

ISBN 3-8261-0103-0

Erika Gromnica-Ihle

DAS RHEUMA BESIEGEN

Hinweise und Ratschläge

Mit 35 Abbildungen

CHAPMAN & HALL

London · Glasgow · Weinheim · New York
Tokyo · Melbourne · Madras

Prof. Dr. med. Erika Gromnica-Ihle
Rheumaklinik Berlin-Buch
Zepernicker Straße 1
D-13125 Berlin

Die Deutsche Bibliothek – CIP-Einheitsaufnahme
Gromnica-Ihle, Erika: Das Rheuma besiegen : Hinweise und Ratschläge / Erika Gromnica-Ihle. – London ; Glasgow ; Weinheim ; New York ; Tokyo ; Melbourne ; Madras : Chapman and Hall, 1996
ISBN 3–8261-0103–0

Herstellerische Betreuung: PRO EDIT GmbH, D-69126 Heidelberg
Satz: Fotosatz Röder, D-69115 Heidelberg
Druck: Zechnersche Buchdruckerei, D-67346 Speyer
Einband: J. Schäffer GmbH, D-67269 Grünstadt
Printed in the Federal Republic of Germany
Gedruckt auf säurefreiem Papier

Vorwort

„Rheuma“ ist eine Volkskrankheit. Mindestens 50% der Erwachsenen leiden an einer rheumatischen Beschwerde. 4% sind wegen dieser Erkrankungen in ständiger ärztlicher Behandlung. Dabei steht der Begriff „Rheuma“ für mehr als 100 verschiedene Krankheiten, die alle mit Schmerzen und/oder Funktionseinschränkung im Bewegungsapparat einhergehen.

Bei nur wenigen Erkrankungen besteht in der Bevölkerung so viel Unklarheit wie gerade beim „Rheuma“. Entzündlich-rheumatische Krankheiten und Verschleißerscheinungen werden vermischt. „Rheuma“ wird manchmal sogar als normaler Alternsprozeß angesehen. Andere assoziieren die Diagnose „Rheuma“ mit einem Leben im Rollstuhl. Mit diesem Buch sollen Betroffene und ihre Angehörigen und Freunde Informationen und Ratschläge über ihre rheumatische Erkrankung erhalten.

Viele Fragen der Rheumatiker werden in den Arztsprechstunden beantwortet. Dem aufgeklärten Patienten stellen sich neue Fragen. Für manches reicht die Sprechstundenzeit nicht aus. Der Kranke möchte genau wissen, was bei seiner Erkrankung im Körper passiert, welche Behandlungsmöglichkeiten es gibt und vor allem, was kann er selber gegen sein „Rheuma“ tun. „Wo kann ich etwas über meine Krankheit nachlesen“, diese Frage stellten mir viele Patienten während jahrzehntelanger Betreuung von Rheumakranken.

Besonders für diese interessierten Patienten und ihre Angehörigen ist dieses Buch geschrieben worden. Sie erfahren etwas über die wichtigsten entzündlich-rheumatischen Erkrankungen, wie die Rheumatoide Arthritis, die Bechterew-Krankheit oder die Gelenkentzündungen bei Schuppenflechte oder entzündlichen Darmerkrankungen. Auch die Verschleißkrankheiten werden abgehandelt. Kollagenosen und Fibromyalgiesyndrom sowie die Polymyalgia rheumatica erfahren eine ausführliche Darstellung.

Wirkungen und Nebenwirkungen der medikamentösen Therapie und die wirksamen nicht-medikamentösen Behandlungsformen werden beschrieben. Der Kranke soll verstehen, daß er seine Erkrankung selbst aktiv beeinflussen kann. Dabei soll das Buch nicht den Arztbesuch ersetzen oder gar eine Anleitung zur Selbstmedikation sein. Es ist als eine Ergänzung zu den Informationen in der ärztlichen Sprechstunde gedacht.

Zwei Rheumatikerinnen haben das gesamte Manuskript gelesen. Es sind viele Verbesserungsvorschläge aus der Sicht der Betroffenen eingegangen. Ihnen danke ich ebenso wie allen meinen rheumakranken Patienten, durch die ich die Erkrankungen verstehen lernte und denen ich dieses Buch widme.

Berlin, 1996 ERIKA GROMNICA-IHLE

Inhalt

1 Was ist Rheuma?

Rheuma ist ein Sammelbegriff für mehr als 100 verschiedene Erkrankungen. Sie betreffen vor allem den Bewegungsapparat. Zu diesem gehören die *Gelenke* des Körpers, *Muskeln*, *Bänder* und *Sehnen*, welche die Gelenke bewegen, *Knochen* und *Knorpel*, welche dem Körper Festigkeit geben, und Schleimbeutel, welche den Druck von außen auf die Gelenke mindern.

Wichtigste Krankheitszeichen des Rheumas sind *Schmerz* und *eingeschränkte Funktion* von Teilen dieses Bewegungsapparates, meist natürlich der Gelenke.

Manchmal schmerzt ein Gelenk, ohne daß äußere Auffälligkeiten bestehen. Die Ärzte sprechen von einer *Arthralgie* (griechisch árthron - das Gelenk; griechisch álgos - der Schmerz).

Ist ein Gelenk entzündet, weist es die fünf typischen Entzündungszeichen *Schwellung*, *Überwärmung*, *Schmerz*, *Rötung* und *Funktionsbehinderung* auf. Eine *Gelenkentzündung* ist eine *Arthritis*. Jedes entzündete Gelenk macht die Einordnung in die Vielzahl der Gruppen unterschiedlicher Rheumaerkrankungen dringend notwendig, um sofort die richtige Behandlung einzuleiten.

In seltenen Fällen betrifft das Rheuma neben dem Bewegungsapparat auch die inneren Organe.

2 Die vier Hauptgruppen des Rheumas – einige Beispiele

Frau E. K., 43jährig, bemerkt morgens beim Wachwerden eine Steifigkeit ihrer Finger. Die ganze Hand schmerzt etwas. Beim Anziehen kann sie die Knöpfe nur mühsam schließen. Manches fällt ihr bei der Frühstückszubereitung zu Boden, weil die Kraft in der Hand plötzlich nachläßt. Nach zwei bis drei Wochen verschwinden diese Störungen wieder. Monate später treten sie erneut auf. Diesmal stärker. Der Schmerz ist unangenehm. Er vergeht erst nach drei Stunden. Beim Betrachten der Finger fällt Frau E. K. an den Grundgelenken von Zeige- und Mittelfinger beidseits eine Schwellung auf. Sie fühlt sich schwach. Ihre berufliche Arbeit schafft sie nur mit Mühe. Ihre Körpertemperatur ist leicht erhöht.

Nach zwei Wochen erschrickt Frau E. K. auch über die Schwellung der Mittelgelenke von Zeige- und Mittelfinger. Zusätzlich schmerzen auch die Handgelenke. Frau E. K. fühlt sich krank. Sie sucht ihren Arzt auf. Er stellt eine *Rheumatoide Arthritis* (gleichwertiger Ausdruck auch *chronische Polyarthritis*) fest.

Frau H. K., 59jährig und übergewichtig, bemerkt erstmals bei einer zweistündigen Wanderung im Urlaub Schmerzen im rechten Kniegelenk. Sie stellt das Wandern ein, da das Wetter ungeeignet wird. Wochen später verspürt sie beim Abwärtsgehen der Treppen in ihrem Haus wiederum diesen unangenehmen Schmerz im rechten Kniegelenk.

Bald tritt der Schmerz auch jeden Morgen auf dem Fußweg zur Arbeit nach längerem Laufen auf. Im Büro vergeht er wieder. Aber beim Aufstehen nach stundenlangem Sitzen kommt Frau H. K. ihr rechtes Kniegelenk ganz steif vor. Nach einigen Schritten ist erst einmal alles wieder in Ordnung. Auf dem Weg nach Hause meldet sich der Schmerz erneut.

Bei einer Wanderung am Wochenende geht nach einer Stunde gar nichts mehr. Das rechte Kniegelenk schmerzt sehr stark. Am Abend ist das Gelenk geschwollen und warm.

Frau H. K. sucht am nächsten Tag ihren Arzt auf. Er diagnostiziert eine *Verschleißkrankheit* des Kniegelenks, eine *Arthrose.* Durch Überlastung ist es zur Aktivierung der Arthrose gekommen. Eine *aktivierte Arthrose,* hier ein *Reizknie,* ist entstanden. Übergewicht und Überlastung waren die Auslöser für diese Entwicklung.

Frau I. T., 41jährig und ehrgeizig, hat gerade ihre neue Arbeitsstelle in einem Büro angetreten. Computerarbeit ist angesagt. Sie hat keinerlei Training für diese Tätigkeit. In der Familie wird ein PC angeschafft. Er steht ungünstig. Der Bildschirm ist für die sitzende Frau zu hoch, auch das Keyboard liegt zu hoch. Viele Stunden sitzt Frau I. T. erst im Büro und dann zu Hause am Bildschirm und übt. Sie ist angespannt, wirkt nervös, schläft schlecht.

Zuerst beginnen Schmerzen im Rücken. Schließlich tun die Schultern weh. Der Kopf ist in seiner Bewegung eingeschränkt. Hinterhauptschmerzen stellen sich ein. Verhärtungen der Muskulatur sind im Nackenbereich tastbar. Der aufgesuchte Arzt stellt einen *Weichteilrheumatismus* fest, der durch Überlastung und Fehlhaltung entstanden ist.

Frau J. I., 20jährig, hat gerade begonnen, die „Pille" einzunehmen. Sie fährt zum Badeurlaub. Die Sonne brennt. Trotzdem badet Frau J. I. ausgiebig in Sonne und Wasser. Plötzlich bekommt sie Fieber. Sie fühlt sich schwach. Rote Flecken über beiden Wangen und über der Nase treten auf. Sie hustet. Es schmerzt beim Atmen. Auch die Gelenke tun ihr weh. Sie muß ihren Urlaub abbrechen. Sie fühlt sich ausgesprochen krank.

Eine ärztliche Untersuchung der Lungen, ergänzt durch eine Röntgenaufnahme, bringt das Ergebnis: Rippenfellentzündung. Weitere Bluttests führen zur Diagnose *systemischer Lupus erythematodes,* der häufigsten Bindegewebserkrankung. Pille und Sonne waren mögliche Auslöser der Krankheit.

Die verschiedenen rheumatischen Krankheiten treten in ganz unterschiedlicher Häufigkeit auf (Abbildung 2-1).

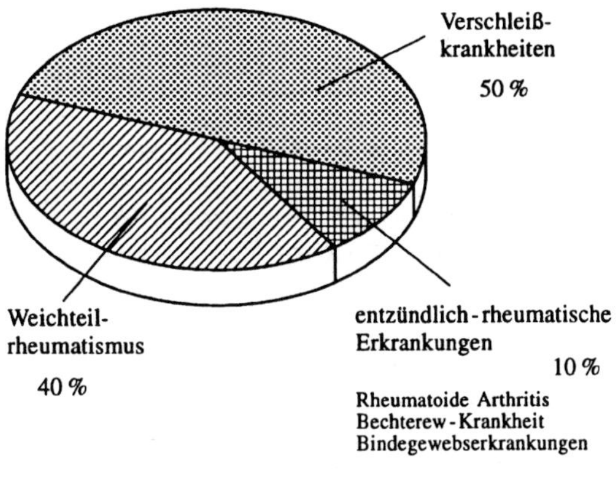

Abb. 2-1. Häufigkeitsverteilung der vier Hauptgruppen rheumatischer Krankheiten

3 Gab es Rheuma schon in alten Zeiten?

Rheuma gehört zu den ältesten Erkrankungen überhaupt. Schon die 20-30 Meter lange Wirbelsäule der Dinosaurier war vom Verschleiß betroffen, wie entsprechende Funde gezeigt haben. Auch an den ägyptischen Mumien wurden an Gelenken und Wirbelsäule schwere Verschleißerscheinungen gefunden. Die Gicht wird bereits im Talmud beschrieben. König Asa von Judah (915-875 v. Chr.) war offenbar von ihr befallen. Die Bechterew-Krankheit soll schon Untertanen der ägyptischen Pharaonen 3000 Jahre vor Christus betroffen haben. Über das erste Auftreten der Rheumatoiden Arthritis in der Geschichte streitet sich die Wissenschaft noch. Hippokrates (460-377 v. Chr.), der große griechische Arzt, unterschied die Gicht von anderen entzündlichen Gelenkerkrankungen.

Zahlreiche Berühmtheiten waren rheumakrank. *Auguste Renoir* (1841-1919) litt ganz sicher an einer schweren Rheumatoiden Arthritis. Er ließ sich in seinen verkrüppelten Händen die Pinsel festbinden und saß im Rollstuhl. Trotzdem malte er noch wunderbare Bilder. Am Ende seines Lebens waren die Hände so versteift, daß die Pinsel von allein in den Händen festgehalten wurden.

Der französische Expressionist *Raoul Dufy* (1877-1953), ebenfalls an Rheumatoider Arthritis erkrankt, lernte die „wunderbare" Wirkung des Kortisons bei Rheumatoider Arthritis kennen. Vor der Entdeckung und Anwendung des Kortisons konnte er seine Hände kaum noch bewegen. Nach Kortisoneinnahme besserte sich sein Zustand rasch. Mit 73 Jahren begann eine neue Schaffensperiode für ihn. In Dankbarkeit schuf er ein Gemälde mit einem farbenprächtigen Blumenstrauß, das er mit „La Cortisone" betitelte.

Paul Klee (1879-1940), an systemischer Sklerose erkrankt, drückt in seinen Bildern den Schmerz, den ihm die Erkrankung bereitet, besonders eindrucksvoll aus.

4 Rheuma ist eine Volkskrankheit

In Deutschland leidet mindestens jeder zweite Erwachsene an rheumatischen Beschwerden. 4% der Bevölkerung sind wegen rheumatischer Erkrankungen in ständiger ärztlicher Behandlung. Somit gehört Rheuma zu den häufigsten Krankheiten überhaupt. Die Erkrankungen nehmen mit steigendem Lebensalter zu (Abbildung 4-1), aber es können bereits Kinder von Rheuma betroffen sein. Es handelt sich also keineswegs um eine „Alte-Leute-Krankheit". Rheuma steht an der Spitze der Ursachen von Erwerbsunfähigkeit, das heißt, viele Rheumatiker können wegen der Erkrankung ihren Beruf nicht mehr ausüben.

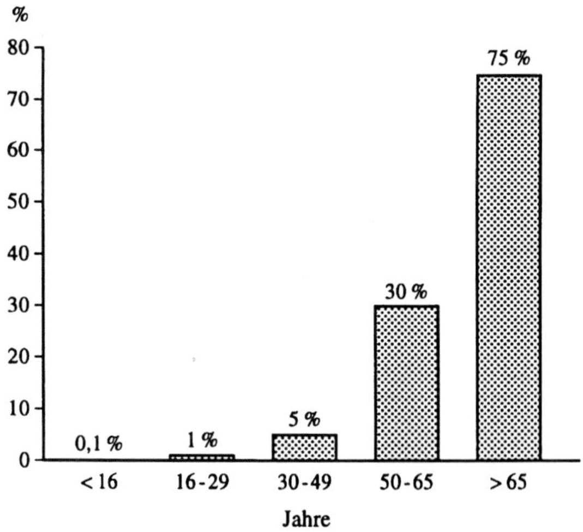

Abb. 4-1. Rheuma und Alter, dargestellt am Prozentsatz der an Rheuma Erkrankten in verschiedenen Altersstufen

Wenn Rheuma so häufig ist, warum wird es dann in der Öffentlichkeit so stiefmütterlich behandelt? „Rheuma" wird oft mit einer Handbewegung abgetan: „Ach, Rheuma hast Du, das habe ich auch. An Rheuma stirbt man nicht!" Diese Redewendungen haben viele meiner Patienten gehört. Manche Kranke ziehen sich wegen dieses Nicht-Verstanden-Werdens aus ihrem gewohnten Umfeld zurück und geraten in eine Isolation. Auch ist das Interesse der Öffentlichkeit viel häufiger auf AIDS, Krebs oder Herzinfarkt gerichtet. Das sind spektakuläre Krankheiten, über die in den Massenmedien viel zu erfahren ist. Der Satz: „An Rheuma stirbt man nicht" ist zudem falsch. Die ganz schweren entzündlichen Formen rheumatischer Krankheiten können leider manchmal die Lebenserwartung um einige Jahre verkürzen, und es ist ein Leben mit ständigen Schmerzen, vielleicht sogar mit Isolation und Vereinsamung.

5 Aufbau eines Gelenks und seine Veränderungen bei Rheuma

Da sich Rheuma bevorzugt an den Gelenken abspielt, sei ihr Aufbau (Abbildung 5-1) geschildert. Die sich im Gelenk gegeneinander bewegenden Knochen werden vom *Gelenkknorpel* überzogen, der, als Stoßdämpfer wirkend, die mechanischen Belastungen „dämpft". Der Knorpel enthält keine Blutgefäße. Das Gelenk wird von der *Gelenkkapsel* umschlossen, in die Sehnen und Bänder einstrahlen, und die, beispielsweise beim Schultergelenk, auch von einem Muskelmantel umgeben sein kann. Die *Innenhaut der Gelenkkapsel* (Membrana synovialis) ist ein dünnes Häutchen, das die *Gelenkflüssigkeit* absondert. Letztere sorgt für ein besseres Gleiten der Gelenkflächen gegeneinander und ernährt den Knorpel.

Bei *Gelenkentzündungen*, besonders der Rheumatoiden Arthritis, fängt die Gelenkinnenhaut an zu wuchern und produziert vermehrt Flüssigkeit. Das Gelenk wird dick (Gelenkerguß). Die verdickte Gelenkinnenhaut, das Rheumagewebe, wird Pannus genannt (lateinisch pannus - Stück, Tuch, Lappen). Dieser ist sehr aggressiv und kann Knochen und Knorpel „anknabbern" und die glatten Gelenkflächen zerstören (Abbildung 5-2).

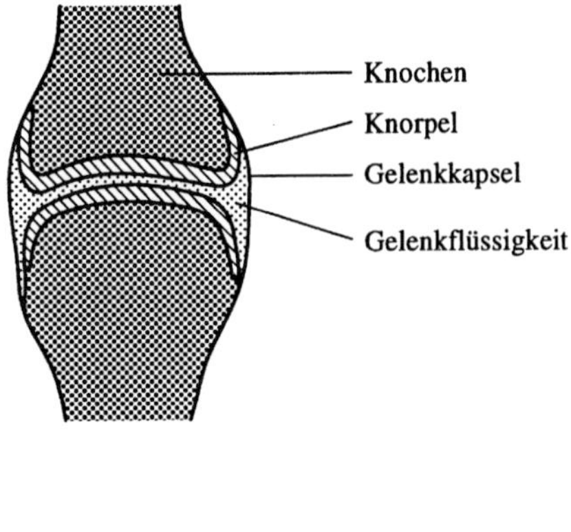

Abb. 5-1. Schematische Darstellung eines gesunden Gelenks

Etwas ganz anderes passiert bei den *Verschleißkrankheiten* der Gelenke, den Arthrosen. Der Knorpel, der über- oder fehlbelastet wird, schilfert ab. Im Gelenk findet durch die abgerubbelten Knorpelteile ein richtiges „Schneegestöber“ statt. Eine Reparatur des abgeschilferten Knorpels ist nur fehlerhaft möglich. Der benachbarte Knochen reagiert mit Verdickung und Bildung von Randzacken. Die losen kleinsten Knorpelteile im Gelenk reizen die Gelenkinnenhaut, die mit Verdickung und vermehrter Produktion von Gelenkflüssigkeit (Gelenkerguß) reagiert (Abbildung 5-2).

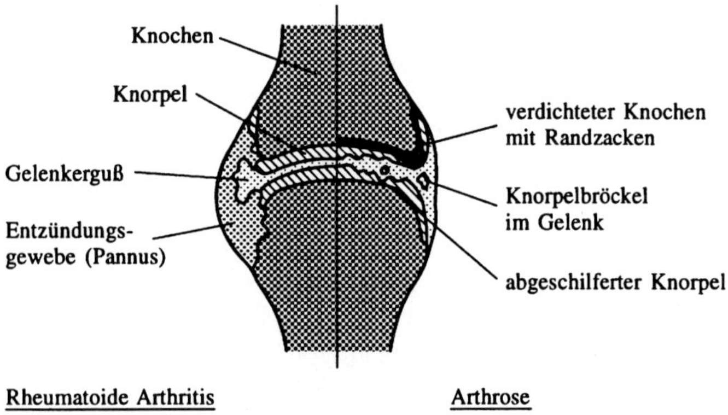

Abb. 5-2. Gelenk bei Rheumatoider Arthritis und Arthrose

6 Das Immunsystem

Bei vielen rheumatischen Prozessen spielt das Immunsystem eine bedeutsame Rolle. Daher soll im folgenden dieser komplizierte Mechanismus beschrieben werden, der sich mit den Aufgaben eines Staates, der seine Bürger schützt, vergleichen läßt. Das Immunsystem des Menschen wehrt ständig äußere und innere Feinde ab, damit die Gesundheit erhalten bleibt (Abbildung 6-1).

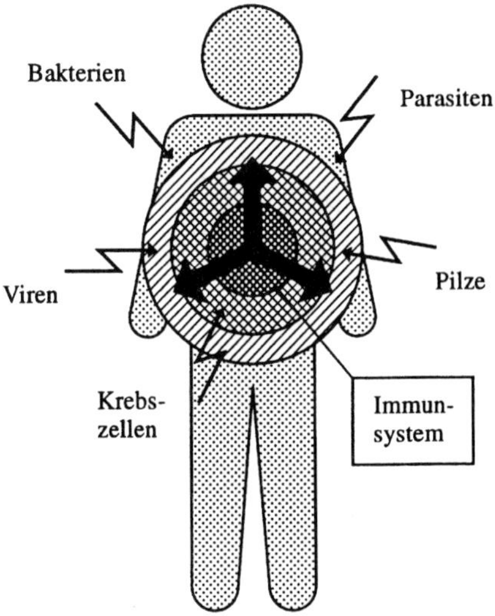

Abb. 6-1.
Das Immunsystem

Antikörper - „Gegen"- oder Abwehrstoffe - töten beispielsweise eindringende Bakterien. Produktionsstätten für Antikörper sind bestimmte Blutzellen. Die Fremdstoffe, zum Beispiel die Bakterien, werden als *Antigene* bezeichnet. Für jedes Antigen - es sind viele Millionen - wird ein passender Gegenspieler, ein Antikörper, gebildet. Antigen und Antikörper gehören wie Schlüssel und Schloß zusammen. Botenstoffe in unserem Blut, die *Interleukine*, signalisieren den Blutzellen die Gefahr und regen sie beispielsweise zur Antikörperproduktion an oder hemmen sie.

Manchmal gerät das Immunsystem außer Kontrolle. Es herrscht „Bürgerkrieg". Der Körper „vergißt", daß er mit seinem eigenen Gewebe in Frieden leben muß. Er bildet plötzlich Antikörper gegen eigene Körperbestandteile, zum Beispiel gegen eigene Zellkerne. Das sind die *Kernantikörper.* Oder es werden Antikörper gegen bestimmte Eiweiße im Blut gebildet. Das sind die *Rheumafaktoren.* Alle Antikörper, die gegen eigene Strukturen des Organismus gerichtet sind, werden als *Autoantikörper* bezeichnet. So sind Rheumafaktoren und Kernantikörper Autoantikörper. Diese charakterisieren verschiedene rheumatische Erkrankungen und helfen bei der Diagnosefindung. Fehler im Immunsystem, die diese Autoantikörperbildung zulassen, finden sich bei vielen rheumatischen Krankheiten.

Die Therapie der Zukunft wird sich daran orientieren, das gestörte Immunsystem des Rheumakranken wieder zu normalisieren. Nicht unmöglich erscheint in den kommenden Jahren sogar eine Impfung zur Erzeugung von Immunität (Unempfänglichkeit des Organismus) gegen spezielle rheumatische Krankheiten.

7 Entzündlich-rheumatische Erkrankungen

Es können in den folgenden Kapiteln nicht alle über 100 rheumatischen Krankheiten beschrieben werden. Wir konzentrieren uns auf die wichtigsten. Gemeint sind Erkrankungen, die zu besonderer Beeinträchtigung des Lebens der Betroffenen führen oder/und besonders häufig vorkommen. Zahlenmäßig nicht am häufigsten, aber bedeutsam, weil oft zu dauernden Schäden führend, sind die entzündlich-rheumatischen Erkrankungen. Wichtigste Krankheit dieser Gruppe ist die Rheumatoide Arthritis.

Rheumatoide Arthritis

Die Erkrankung Rheumatoide Arthritis wird auch chronische Polyarthritis genannt. Sie betrifft 1% der Bevölkerung. Es erkranken viermal mehr Frauen als Männer. Die Erkrankung beginnt meist zwischen dem 35. und 45. Lebensjahr. Aber auch im höheren Lebensalter kann sie noch ausbrechen.

Krankheitsbild

Meistens beginnt die Krankheit an den *kleinen Gelenken von Händen und Füßen.* Fingergrund- oder -mittelgelenke, aber auch die Zehengelenke zeigen eine *Arthritis* mit Schmerzen, Funktionseinschränkung, Schwellung, Überwärmung und selten Rötung. Der Schmerz ist morgens am stärksten (*Morgensteife*) und bessert sich mit zunehmender Bewegung. Der Kranke ermüdet schneller. Selten steigert sich der Schmerz im Tagesverlauf. Die Fingerendgelenke sind zu Beginn der Erkrankung meist nicht befallen. Manchmal gehen der Erkrankung monatelang Schmerzen ohne Schwellungen in den aufgezeigten Gelenken voraus. Der Kranke fühlt sich schlapp, nimmt sogar an Gewicht ab. Bei schwerer Gelenkentzündung tritt gelegentlich leichtes Fieber auf.

Im Laufe von Jahren kann die Krankheit weiter fortschreiten (zentralwärts) und immer mehr Gelenke betreffen. Es werden also bei sehr schweren Krankheitsverläufen manchmal nach den Finger-, Zehen- und Handgelenken ebenso Ellenbogen- und Schultergelenke oder Sprung-, Knie- und Hüftgelenke befallen. Der obere Anteil der Halswirbelsäule, der die gelenkige Verbindung zum Kopf darstellt, wird von den Rheumatologen *fünfte Extremität* genannt und kann ebenfalls betroffen sein. Bei fortschreitender Erkrankung sind gelegentlich auch die Kiefergelenke befallen. Der Kranke hält es für Zahnschmerzen.

In späten Krankheitsstadien treten chrakteristische *Fehlformen* der Erkrankung auf. Besonders die Hände sind die Visitenkarte des Rheumatikers. Die Langfinger weichen nach außen ab (Abbildung 7-1a).

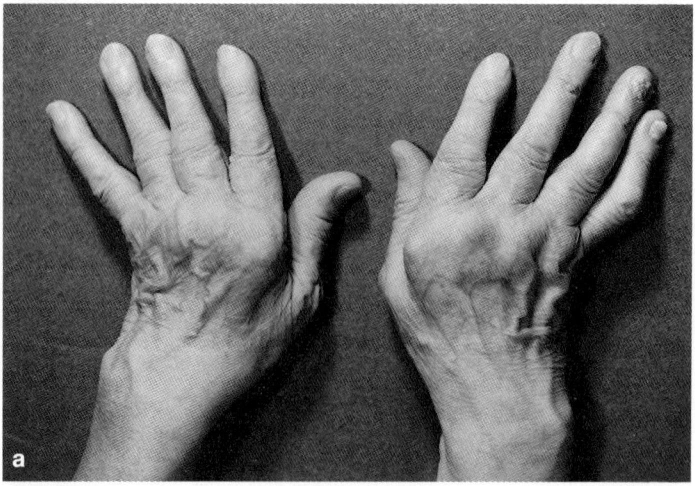

Abb. 7-1a. Hände bei Rheumatoider Arthritis, **a** die Langfinger weichen nach außen ab

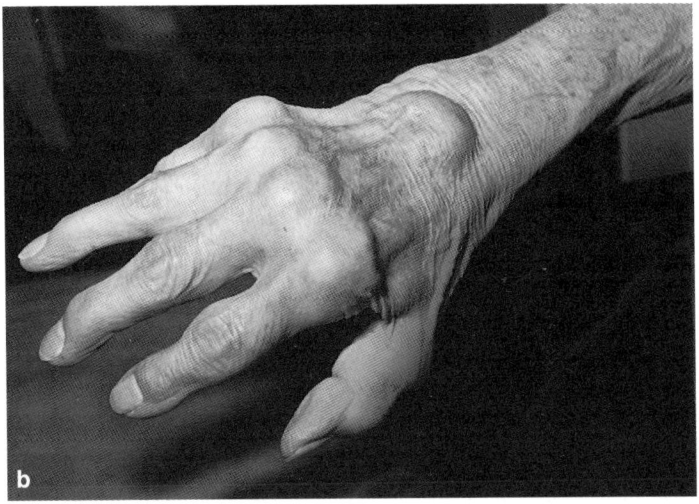

Abb. 7-1b. Hände bei Rheumatoider Arthritis, **b** Sehnenscheidenbefall im Bereich des Handgelenks

Die Muskulatur des Handrückens ist eingesunken, weil sie zurückgebildet ist. Häufig sind auch die *Sehnenscheiden* befallen (Abbildung 7-1b), die aufgetrieben sind. Das Rheumagewebe kann die Sehnen anknabbern und zum plötzlichen Sehnenriß führen. Der Kranke ist dann nicht mehr in der Lage, einen Finger zu strecken oder zu beugen. *Schleimbeutel*, zum Beispiel am Ellenbogen, können ebenfalls rheumatisch erkrankt sein. Sie sind dann mit Flüssigkeit gefüllt und schmerzen.

Da die Rheumatoide Arthritis nicht nur eine Erkrankung der Gelenke ist, treten in seltenen Fällen auch weitere Krankheitszeichen auf. So findet man an Druck ausgesetzten Stellen, beispielsweise am Unterarm an der Ellenkante, *Rheumaknoten*. Das sind Verdickungen, die unter der Haut gelegen sind und leicht schmerzen (Abbildung 7-2). Gelegentlich sitzen die Knoten auch an den Fingergelenken.

Begleitende *Gefäßentzündungen* bei der Rheumatoiden Arthritis können Mißempfindungen an Händen und Füßen hervorrufen, die socken- oder handschuhförmig ausgebreitet sind. Es handelt sich dabei um eine Entzündung der Gefäße, die die Nerven versorgen. In Ausnahmefällen kommt es auch einmal zu einer *Nervenlähmung,* am häufigsten zu einer Lähmung der Nerven, die das Signal zum Heben der Füße geben.

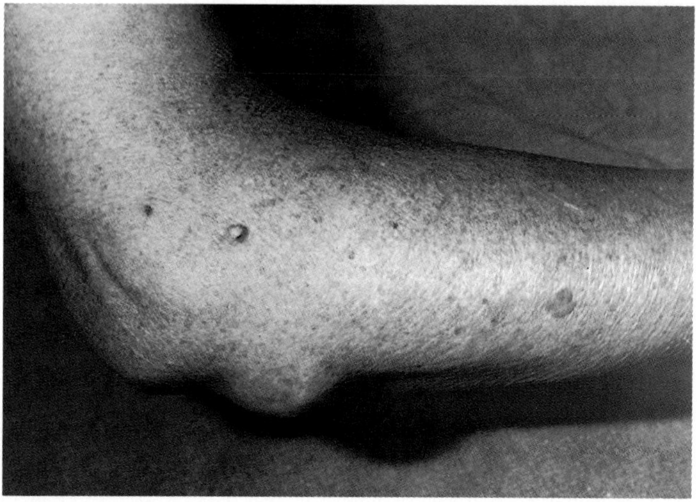

Abb. 7-2. Arm mit Rheumaknoten

Eine weitere Komplikation der Rheumatoiden Arthritis ist das *Karpaltunnelsyndrom.* Es entsteht durch Entzündung der Sehnen in unserem Handwurzelkanal. Hier herrscht Raumnot, da ein straffes Band im Handwurzelkanal alles „in Ordnung hält“. Durch die Raumnot wird meist ein bestimmter Nerv (Nervus medianus) gequetscht. Dieser Nerv versorgt Daumen, Zeigefinger, Mittelfinger und den halben Ringfinger. In diesem Gebiet (Schwurfinger) verspürt der Kranke ein unangenehmes Gefühl wie Kribbeln, besonders des Nachts. Gelegentlich kommt es auch zu starken Schmerzen. Hier hilft manchmal nur die Operation. Das Band muß durchtrennt werden.

Eine andere Komplikation der Rheumatoiden Arthritis ist die *Baker-Zyste.* Es handelt sich dabei um eine Ausweitung der Kniegelenkskapsel in Richtung Wade. Der Patient kann vielleicht sogar eine kleine Geschwulst tasten. Der unter Druck stehende Inhalt des entzündeten Kniegelenks hat die Kapsel an ihrer schwächsten Stelle ausgebeult. Herr Baker beschrieb dieses Phänomen. Manchmal platzt diese Zyste und der Gelenkinhalt ergießt sich plötzlich in die Wade. Diese schmerzt und ist geschwollen. Häufig wird die falsche Diagnose „Thrombose“ gestellt.

Krankheitsverlauf

Natürlich verläuft nicht jede Rheumatoide Arthritis gleich. Bei den meisten Erkrankungen ist der Verlauf leicht. Es kommt zu ein bis zwei Schüben. Manchmal bleibt die Erkrankung auch immer aktiv. Aber auch hier wechseln sich Phasen leichten und stärkeren Gelenkbefalls ab. Nur bei wenigen Kranken schreitet die Erkrankung immer weiter fort und befällt immer mehr Gelenke. Letztere werden erheblich in ihrer Funktion beeinträchtigt. Fehlstellungen und Funktionsverluste treten auf.

Welche Laborbefunde sind für die Rheumatoide Arthritis bedeutsam?

Da es sich um eine entzündlich-rheumatische Erkrankung handelt, ist die *Blutsenkungsgeschwindigkeit* erhöht. Daneben weisen noch weitere Laborbefunde auf die rheumatische Entzündung hin. 75% der Patienten haben bei Rheumatoider Arthritis den *Rheumafaktor* (siehe Kapitel 6) in ihrem Blut. Allerdings treten die Rheumafaktoren auch bei anderen Erkrankungen auf, die überhaupt nichts mit Rheuma zu tun haben (beispielsweise bei einigen chronischen Lebererkrankungen). Auch 5% der älteren Menschen haben einen positiven Rheumafaktor, ohne an einer Rheumatoiden Arthritis zu leiden. Zu Beginn zeigt sich der Rheumafaktor nur bei 50% der Betroffenen. Somit weist ein positiver Rheumfaktor nicht unbedingt auf Rheumatoide Arthritis hin, und ein fehlender Rheumafaktor schließt die Erkrankung nicht aus.

Welche weiteren Untersuchungsmethoden gibt es?

Zur Beurteilung des Verlaufs der Erkrankung kommt der *Röntgenuntersuchung* eine große Bedeutung zu. Im Röntgenbild des Kranken sieht man bei fortgeschrittener Rheumatoider Arthritis kleine Unregelmäßigkeiten an den betroffenen Gelenkoberflächen. Hier wurden Knorpel und Knochen (der Knorpel ist im Röntgenbild unsichtbar) durch das Rheumagewebe angenagt.

Sehr hilfreich ist eine *Ultraschalluntersuchung,* um beispielsweise Gelenkergüsse zu erfassen.

Zur Beurteilung der oberen Halswirbelsäule bedarf es aufwendiger Verfahren, wie der *Magnetresonanztomographie*. Dabei werden Magnetwellen (ohne Röntgenstrahlenbelastung!) für die Untersuchung benutzt. Der Vorteil dieser Methode besteht in der guten Abbildung von knochenfreiem Gewebe. Sie ist jedoch sehr kostenaufwendig.

Was sind die Ursachen der Erkrankung?

Die Krankheitsursachen sind (noch) nicht bekannt. Es liegt eine gewisse erbliche Veranlagung vor. So gibt es Familien, bei denen mehrere Mitglieder an einer Rheumatoiden Arthritis erkrankt sind. Hinzu kommt ein auslösender Faktor (Viren?, Bakterien?), der das Immunsystem fehllenkt. Manche Kranke berichten über einschneidende Lebenssituationen als Auslöser ihrer Rheumatoiden Arthritis. Verlust eines Lebenspartners, Tod eines Kindes und andere schwerwiegende Ereignisse gingen dem Beginn der Erkrankung voraus. Eine Patientin schreibt: „Es kamen viele Faktoren genau zusammen: Es gab viel Streß bei der Arbeit. In der Freizeit qualifizierte ich mich zum Meister. Es gab Familienstreitigkeiten und ich hatte mein Baby zu versorgen".

Was ist gegen die Rheumatoide Arthritis zu tun?

Menschen mit Rheumatoider Arthritis brauchen ein *komplexes Behandlungsprogramm* (Abbildung 7-3). Medikamente allein sind nicht ausreichend. Gleich wichtig sind Bewegungstherapie, physikalische Maßnamen (Kälte oder Wärme in Abhängigkeit vom Stadium der Erkrankung) und manchmal auch Operationen an Sehnen und Gelenken. Psychologische Hilfen für den chronisch Kranken sind von besonderer Bedeutung.

Was muß ein Rheumatiker über seine Medikamente wissen?

Am häufigsten werden die *kortisonfreien Rheumamittel* eingenommen. Sie gehören zu den am meisten verschriebenen Medikamenten überhaupt. Über 30 Millionen Menschen nehmen weltweit täglich

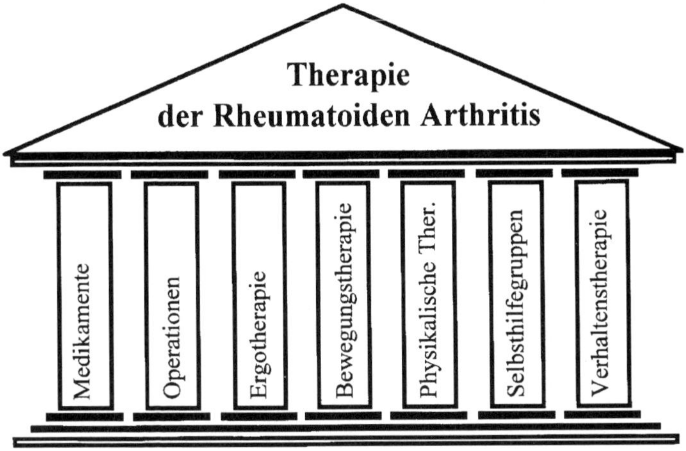

Abb. 7-3. Komplexes Behandlungsprogramm bei Rheumatoider Arthritis

kortisonfreie (nichtsteroidale) Antirheumatika (Anti - gegen) ein. Die Mediziner bezeichnen diese Medikamentengruppe als NSAR (nichtsteroidale Antirheumatika). Sie wirken gegen die Entzündung und den Schmerz. Dadurch verbessert sich auch die Funktion der Gelenke. NSAR beeinflussen den langfristigen Krankheitsverlauf jedoch nicht. Ihre Wirkung setzt rasch, meist innerhalb von einer halben bis zwei Stunden ein. Das zuerst entwickelte Präparat dieser Gruppe war das Aspirin, das seit 1898 auf dem Markt ist. Es vergingen aber mehr als 50 Jahre bis weitere Präparate entwickelt wurden. Gegenwärtig sind über 50 NSAR in Anwendung.

Alle diese Präparate hemmen im Gelenk die Bildung von Prostaglandinen. Das sind *Stoffe,* die die Gelenkentzündung auslösen. *Prostaglandine* haben im Körper aber auch nützliche Funktionen. Sie regen im Magen die Schleimsekretion an und schützen damit die Schleimhaut vor der aggressiven Magensäure. Wird nun durch NSAR die Prostaglandinwirkung gehemmt, so entstehen neben dem nützlichen Effekt der Entzündungshemmung im Gelenk auch eine Reihe von Nebeneffekten. Der Magen wird nicht mehr ausreichend vor der Magensäure geschützt, Magenschleimhautentzündungen oder sogar Geschwüre an Magen und Zwölffingerdarm können die Folge sein. Ältere Menschen (über 60 Jahre alt), Patienten mit Geschwüren an Magen und Zwölffingerdarm in ihrer Vorgeschichte und Menschen mit Gefäßverkalkungen haben ein größeres Risiko, durch NSAR ein Geschwür zu bekommen. Bei manchen Präparaten dieser Gruppe kann die Hemmung der Prostaglandinwirkung im Gehirn zu Kopfschmerzen oder Schwindel führen. In seltenen Fällen wird auch ein Asthma ausgelöst, weil der erweiternde Effekt der Prostaglandine auf die kleinen Atemwege (Bronchien) blockiert ist. Gegenwärtig laufen viele Bemühungen, die Verträglichkeit dieser Medikamentengruppe zu steigern.

Kortisonfreie Rheumamittel

Die verschiedenen Präparate unterscheiden sich in ihrer Wirksamkeit, Wirkungsdauer und der notwendigen Dosis (Tabelle 7-1)

Tabelle 7-1. Beispiele für kortisonfreie Rheumamittel

Wirkstoff	Tagesdosis in Milligramm	Handelsname (Beispiele)
Acemetacin	90- 100	Rantudil
Diclofenac	75- 150	Diclo Diclofenac Effekton Jenafenac Rewodina Voltaren
Ibuprofen	600-2400	Anco Brufen Dolgit Ibuprofen Imbun Jenaprofen
Indometacin	75- 150	Amuno Indometacin Jenatacin
Naproxan	500-1000	Proxen
Piroxicam	20	Brexidol Felden Jenapirox Piroxicam

Nicht jeder Patient spricht gleich gut auf die Präparate an. Nach etwa einer Woche können Patient und Arzt einschätzen, ob das Medikament für den Patienten geeignet ist oder nicht. Die Wirkungsdauer der Präparate bestimmt, ob die Medikamente ein- oder mehrmals täglich eingenommen werden müssen. Kurzwirksame Medikamente, wie das Ibuprofen, sind meistens mehrmals täglich einzunehmen. Diese Präparate lassen sich leichter an das jeweilige Schmerzprofil des Patienten anpassen. Auch Belastungssituationen kann besser begegnet werden.

Regeln für den Umgang mit kortisonfreien Rheumamitteln (NSAR)

- Das wirksamste und verträglichste Präparat muß für den jeweiligen Patienten ausgetestet werden.
- Die Medikamente können je nach Schmerzverlauf dosiert werden.
- Die Höchstdosis darf nicht überschritten werden.
- Tabletten, Zäpfchen und Spritzen haben die gleichen Wirkungen und Nebenwirkungen.
- Nebenwirkungen sind zu beachten. Am häufigsten sind Magen-Darm-Schädigungen zu erwarten. Der Kranke soll sich die Farbe seines Stuhls täglich ansehen. Schwarzfärbung des Stuhls (Teerstuhl!) kann auf eine Magenblutung hinweisen, die durch ein Geschwür entstanden ist. Der Arzt muß sofort aufgesucht werden.
- Regelmäßige ärztliche Kontrollen (vierwöchentlich) sind notwendig (Krankenuntersuchung, Laborkontrollen).
- Die gleichzeitige Einnahme von NSAR und Tabletten zur Behandlung der Zuckerkrankheit oder Blutverdünnungstabletten kann eine gegenseitige Beeinflussung ihrer Wirkung hervorrufen. Der Arzt wird dann häufigere Kontrollen veranlassen und die Medikamentendosierung verändern.

Die Präparate sind als Tabletten, Kapseln, Zäpfchen oder Spritzen im Angebot. Es ist irrig anzunehmen, daß Zäpfchen keine schädigende Wirkung auf den Magen hätten. Der Wirkstoff wird aus dem Darm ins Blut aufgenommen und nun im Körper verteilt. Er muß ja die Gelenke erreichen. Somit kommt das Präparat über den Blutweg auch in den Magen. Wird das Präparat gespritzt, so setzt seine Wirkung schneller ein. Eine größere Wirksamkeit wird jedoch nicht erreicht, so daß meist auf die Spritzen verzichtet werden kann.

Kortison

Wie wohl bei keinem anderen Medikament als dem Kortison hat das Pendel zwischen „Wunderdroge" und „Teufelszeug" so kräftig ausgeschlagen. Der unkontrollierten Einnahme des Medikaments durch manchen Rheumatiker, der weiß, das Kortison am besten gegen seine Entzündung und damit gegen seine Schmerzen hilft, steht die völlige Ablehnung des Medikaments durch andere gegenüber. Den Ausspruch: „Frau Doktor, nur ja kein Kortison", habe ich oft von meinen Patienten gehört.

Was ist richtig? Kortison ist ein körpereigener Wirkstoff, ein Hormon. Seine Produktionsstätte ist die Nebennierenrinde. Es ist ein „Streßhormon" des Körpers. Menschen mit geschädigten Nebennieren, die kein Kortison mehr produzieren können, leiden an Antriebsschwäche und Kraftlosigkeit. Sie vertragen keine Belastungen. Ihre Erkrankung wird „Addison-Krankheit" genannt. Der amerikanische Präsident John F. Kennedy litt daran. Er mußte sich das Hormon ständig zuführen und war nur so leistungsfähig.

Kortison, als Medikament verabfolgt, ist der *stärkste Entzündungshemmer,* den es gegenwärtig gibt. Durch Kortison können nicht nur zahlreiche rheumatische (und andere) Krankheiten wirksam bekämpft werden, es ist auch für viele Patienten lebensrettend. Der Verzicht auf Kortison ist bei zahlreichen Erkrankungen viel bedrohlicher, als die Gefahr von Nebenwirkungen bei sinnvoll gesteuertem und kontrolliertem Einsatz. Der Kortisonangst kann nur durch Aufklärung begegnet werden.

Was ist Kortison?

Kortison ist der von medizinischen Laien verwendete Begriff für Kortikosteroide (lateinisch cortex - Rinde, Schale, Borke; Steroide -

abgewandelt aus dem Griechischen für starr oder fest, steht für eine Gruppe sterinhaltiger, biologisch wichtiger organischer Verbindungen). Das sind Hormone, die in der Nebennierenrinde gebildet werden. 20 Milligramm Kortison werden täglich produziert. Ihr Produktionsmaximum hat die Nebennierenrinde morgens zwischen 6 und 8 Uhr. Daher ist der Mensch morgens auch besonders leistungsfähig. Die Nebennieren sitzen wie kleine Kappen auf den oberen Nierenpolen und geben ihren Wirkstoff ins Blut ab. Alle hormonbildenden Organe unterliegen einem Regelkreis, der durch das Gehirn gesteuert wird (Abbildung 7-4).

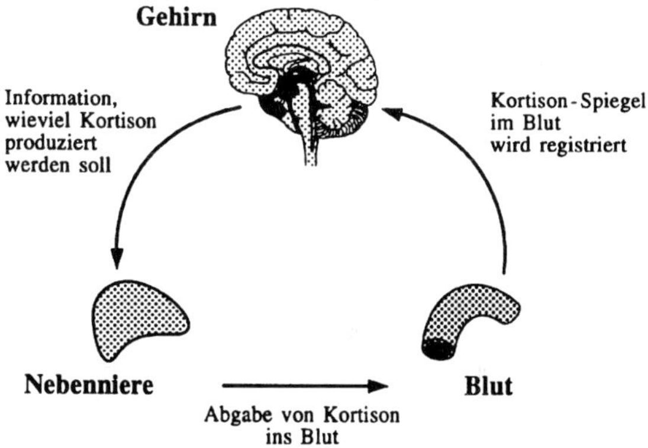

Abb. 7-4. Regelkreis des Kortisons

Verabreicht man das Hormon als Medikament, so führt der hohe Kortisonblutspiegel zum Signal an das Gehirn: „Spiegel hoch, Hormonproduktion vermindern!". Bei Dauerkortisontherapie wird die Nebennierenrinde nicht mehr zur Produktion angeregt und „schläft". Bei Streßreaktionen ist sie nicht mehr in der Lage, ausreichend Kortison zu bilden. Das ist der Grund, warum bei Kortisondauerpatienten, beispielsweise bei Streß, Operationen oder akuten Krankheiten, die Kortisondosis kurzzeitig erhöht wird.

Wie wurde das Kortison für die Rheumatologie entdeckt?

Die Amerikanerin „Mrs. G." wurde 1948 mit sehr schwerer Rheumatoider Arthritis in die berühmte „Mayo-Klinik" in Rochester in den

USA aufgenommen. Der Leiter der dortigen rheumatologischen Abteilung war Philip Showalter Hench (1886-1965). Die ans Bett gefesselte Mrs. G. äußerte, die Klinik nicht eher wieder zu verlassen, bis sich nicht ihre Beschwerden gebessert hätten. Hench entschloß sich, ihr Kortison zu verabreichen, damals noch „compound E" genannt. Die Substanz stand zur Behandlung der Addison-Krankheit seit kurzer Zeit zur Verfügung. Am 21.9.1948 wurde Kortison erstmals Mrs. G. in den Gesäßmuskel gespritzt. Unter der Behandlung konnte sich die Patientin bereits nach zwei Tagen mit Leichtigkeit im Bett bewegen. Nach einer Woche ging sie drei Stunden in der Stadt einkaufen.

Das Präparat wurde bei weiteren Patienten angewandt. Auch bei ihnen besserte sich die Rheumatoide Arthritis spektakulär. Die zuerst noch geheim gehaltenen Ergebnisse über den großen Erfolg des Kortisons bei Rheuma wurden am 21. April 1949 in der New York Times veröffentlicht und gingen wie ein Lauffeuer um die Welt. Erst einige Wochen später wurden der Fachwelt die Ergebnisse vorgestellt. 1950 erhielt Hench zusammen mit dem amerikanischen Biochemiker Edward C. Kendall und dem Schweizer Chemiker Tadeusz Reichstein, letztere hatten unabhängig voneinander die wirksame Substanz aus der Nebennierenrinde isoliert, den Nobelpreis für Medizin.

Die Entdeckung des Kortisons ist den großartigen Entdeckungen des Penizillins und des Insulins gleichzusetzen. Kortison war zum Zeitpunkt seiner Einführung in die Rheumatologie kaum erhältlich, da es aus großen Mengen tierischer Nebennieren hergestellt werden mußte. Seine Kosten waren enorm hoch. In den folgenden Jahren wurde das Kortison bei Rheumapatienten vielfach zu lange und zu hoch dosiert verabreicht. Viele unerwünschte Wirkungen stellten sich ein, und das Präparat geriet in Mißkredit. Heute sind die Ärzte sicher im Umgang mit Kortison. Nutzen und Risiko werden gegeneinander abgewogen.

Wann wird Kortison bei Rheumatoider Arthritis notwendig?

Bei der Rheumatoiden Arthritis kann es in *Schubsituationen* nötig sein, Kortison zu verabreichen. Bei kurzfristiger Gabe des Medikaments sind in der Regel keine wesentlichen Nebenwirkungen zu erwarten. *Schwerverlaufende Erkrankungen* oder eine Rheumatoide Arthritis mit Beteiligung innerer Organe oder der Gefäße bedürfen häufig einer langdauernden Behandlung mit Kortison. Viele unterschiedliche Substanzgruppen stehen heute zur Verfügung (Tabelle 7-2).

Tabelle 7-2. Beispiele für verschiedene Kortisonpräparate

Wirkstoff	Handelsname (Beispiele)
Prednisolon	Decortin H Prednisolon Prednisolut
Prednison	Decortin Prednison
Deflazacort	Calcort
Methylprednisolon	Urbason
Cloprednol	Syntestan
Triamcinolon	Berlicort Delphicort Volon
Dexamethason	Dexamethason Fortecortin
Fluocortolon	Ultralan

Welche Nebenwirkungen können bei langdauernder Kortisonbehandlung auftreten?

Bei monate- und jahrelangem Gebrauch von Kortison können sich in Abhängigkeit von der verabreichten Menge manchmal unerwünschte Wirkungen einstellen. Es kann ein *Gestaltwandel* des Patienten auftreten. Das Gesicht wird rund (Vollmondgesicht). Fett sammelt sich am Rumpf und am Nacken an (Büffelnacken). Im Gewebe lagert sich *Wasser* ab (Ödeme). All das führt zur *Gewichtszunahme*. Die Haut wird dünn. Bei leichtem Stoßen platzen oberflächliche Blutgefäße. Es bilden sich *blaue Flecken* (Hämatome) oder Hautunterblutungen. Die Muskulatur wird schwächer. Manchmal entwickelt sich ein *Bluthochdruck*. Eine *Zuckerkrankheit* kann sich manifestieren. Werden Kortison und nichtkortisonhaltige Rheumamittel zusammen eingenommen, erhöht sich das Risiko einer *Magen- oder Zwölffingerdarmerkrankung*. Kortison allein bewirkt keine Geschwürbildung. Gefürchtete Komplikation ist der *Knochenschwund* (Osteoporose). Sehr selten ist Kortison auch für die Entwicklung von *grauem Star* (Katarakt) oder *grünem Star* (Glaukom) verantwortlich. In hohen Dosen führt es zur Nervosität und die Abwehr gegen Infektionen kann etwas herabgesetzt werden. All die aufgeführten unerwünschten Wirkungen des Kortisons können verhindert oder minimiert werden, wenn die folgenden Regeln beachtet werden:

Regeln für den Kortison-Rheuma-Patienten

- Vertrauensvolles Verhältnis zwischen Patient und Arzt.
- Gemeinsames Austesten der niedrigsten Dosis, die im vorliegenden Krankheitsstadium nötig ist. Für eine Langzeitbehandlung sind Dosen unter 7,5 Milligramm Prednison anzustreben.
- Einnahme der Tabletten morgens vor 8.00 Uhr, eventuell mit Milch.
- Regelmäßige Kontrolluntersuchungen beim Arzt:
  - körperliche Untersuchung (monatlich: Aussehen, Magenbeschwerden, Rückenschmerzen, Blutdruck);
  - Laboruntersuchungen (alle drei Monate: Blut, Urin);
  - augenärztliche Untersuchung (grauen oder grünen Star rechtzeitig erkennen);
  - apparative Methoden: Knochendichtemessung (alle sechs Monate zur Erfassung einer Osteoporose), Magenspiegelung (nur bei Oberbauchbeschwerden), Röntgenkontrolle der Brustorgane.
- Umstellung der Ernährung:
  - Gewichtszunahme vermeiden durch kalorienbewußte Ernährung, täglich Gewichtskontrolle und soviel Bewegung wie möglich;
  - reichlich Eiweiß (Fisch, magere Milchprodukte), da Kortison den Eiweißbestand des Organismus herabsetzt;
  - wenig Salz, da Kortison ohnehin Natrium und damit Wasser im Körper speichert;
  - kaliumreiche Ernährung (Obst), Kortison erhöht die Kaliumausscheidung des Körpers;
  - Kalziumzufuhr erhöhen, ein Gramm täglich durch Milch und Milchprodukte;

- Zucker meiden, da Kortison eine Zuckerkrankheit auslösen kann.

- Körperliche Bewegung verhindert Osteoporose, beugt dem Übergewicht vor und trainiert die Muskulatur.
- Streß, körperliche Anstrengung, fieberhafte Erkrankungen und Operationen erfordern beim Kortison-Dauerpatienten eine Kortisonerhöhung (Rücksprache mit dem Arzt!).
- Niemals ohne Rücksprache mit dem Arzt das Kortison absetzen.
- Bei Absetzversuchen langsamer Abbau der Dosis.
- Ständiges Mitführen eines Kortisonausweises.

Basismedikamente

Hauptziel medikamentöser Therapie bei der Rheumatoiden Arthritis muß es sein, die *Erkrankung am Fortschreiten zu hindern.* Dafür stehen die „Basismedikamente" zur Verfügung. Jeder Kranke mit gesicherter Rheumatoider Arthritis sollte - wenn möglich - das seiner Erkrankung entsprechende Basismedikament erhalten. Diese Präparate beeinflussen den Krankheitsverlauf der Rheumatoiden Arthritis günstig. Sie setzen die Krankheitsaktivität herab, so daß ihre Wirkung letztendlich auch in der Verminderung des Schmerzes, in der Abnahme der Entzündung und in der Verbesserung der Beweglichkeit besteht. Am bedeutsamsten ist natürlich das Stoppen der Gelenkzerstörung. Basismedikamente haben einen *verzögerten Wirkungseintritt.* Sie wirken nicht sofort wie die kortisonfreien Entzündungshemmer oder das Kortison , sondern *erst nach sechs bis zwölf Wochen* oder noch später.

Es steht eine große Anzahl von Basismedikamenten zur Verfügung (Tabelle 7-3). Allen gemeinsam ist die Notwendigkeit einer regelmäßigen Kontrolle des Kranken durch seinen Arzt, da alle Basismedikamente auch unerwünschte Wirkungen zeigen, die rechtzeitig erkannt werden können. Spricht die Erkrankung auf das Medikament an, ist eine jahrelange Einnahme nötig. Bleibt die Wirksamkeit bei einzelnen Krankheiten aus, muß ein anderes Basismedikament ange-

Tabelle 7-3. Beispiele für Basismedikamente bei Rheumatoider Arthritis

Wirkstoff	Handelsname (Beispiele)
Chlorochin	Arthrabas Chlorochin Resorchin
Hydroxychlorochin	Quensyl
Sulfasalazin	Azulfidine RA Colo-Pleon
Gold	
Aurothioglucose	Aureotan
Aurothiomalat	Tauredon
Auranofin	Ridaura
Methotrexat	Lantarel Methotrexat
Penicillamin	Metalcaptase
Azathioprin	Imurek

wandt werden. Die Einstellung auf eine Basistherapie ist Sache des Rheumatologen. Die laufenden Kontrollen werden in der Regel beim Hausarzt durchgeführt.

Beispiele der Basismedikamente

● Chlorochin und Hydroxychlorochin

Beide Präparate sind als Antimalariamittel bekannt. Seit den 50er Jahren werden sie auch in der Therapie der Rheumatoiden Arthritis angewandt. Chlorochin und Hydroxychlorochin sind in ihrer Wirkung gleich, das letztere weist jedoch meist eine bessere Verträglichkeit auf.

Anwendung:
Leichte Formen der Rheumatoiden Arthritis

Dosierung:
Chlorochin - zwei Wochen 500 mg pro Tag, dann mit 250 mg pro Tag fortsetzen
Hydroxychlorochin - zwei Wochen 600 mg pro Tag, dann mit 400 mg pro Tag fortsetzen

Wirkungseintritt:
Nach 3-6 Monaten

Gelegentliche Nebenwirkungen:
- Ablagerung in der Hornhaut des Auges; nach Absetzen des Präparates verschwinden die Ablagerungen wieder
- Appetitlosigkeit, Übelkeit, Erbrechen, Durchfall, Schmerzen im Bauch
- Hautausschlag, Juckreiz
- Schwindel, Kopfschmerzen, Ohrgeräusche, Unruhe

Extrem seltene Nebenwirkungen:
- Netzhautschäden und bleibende Sehstörungen
- Haarausfall
- Schädigung der Blutkörperchen
- Herzschädigung

Kontrollen:
Wann? - Vierwöchentlich
Was? - Körperliche Untersuchung und Laboruntersuchungen (Blutbild, Leber- und Nierenfunktion), sechsmonatlich Untersuchung beim Augenarzt.

Gegenanzeigen:
Schwere Leber- und Nierenschäden, bestimmte Augenkrankheiten, Epilepsie, Schwangerschaft

● Sulfasalazin

Sulfasalazin wurde Ende der 30er Jahre entwickelt und bei der Rheumatoiden Arthritis eingesetzt. Es fand aber zuerst keine große Verbreitung in der Rheumatologie. Hingegen wurde es ein häufig angewandtes Medikament bei entzündlichen Darmerkrankungen. Erst seit Beginn der 80er Jahre wird es wieder vermehrt bei der Rheumatoiden Arthritis (und anderen entzündlich-rheumatischen Erkrankungen) angewandt. Es ist ein sehr gut verträgliches Medikament mit schnellem Wirkungseintritt und keinen schweren Nebenwirkungen.

Anwendung:
Leichte und mittelschwere Formen der Rheumatoiden Arthritis

Dosierung:
1. Woche 500 mg, 2. Woche 1000 mg, 3. Woche 1500 mg und anschließend 2000 mg pro Tag

Wirkungseintritt:
Nach 6 Wochen

Gelegentliche Nebenwirkungen:
- Übelkeit, Erbrechen, Bauchschmerzen
- Ausschlag, Haarausfall
- Blutbildveränderungen
- Fruchtbarkeitsstörungen beim Mann (rückbildungsfähig)
- Kopfschmerzen, Schwindel, Müdigkeit
- Fieber

Extrem seltene Nebenwirkungen:
- Allergisch bedingte Lungenerkrankungen
- Hautkrankheiten mit Blasenbildung (kann auch die Mundschleimhaut betreffen)
- Lebererkrankungen

Kontrollen:
Wann? - In den ersten drei Monaten 14tägig und anschließend alle sechs Wochen.
Was? - Befragung, körperliche Untersuchung und Laboruntersuchungen (Blutbild, Urin, Leber- und Nierenfunktion)

Gegenanzeigen:
Leber- und Nierenschäden, Überempfindlichkeit gegen Sulfonamide oder Salicylate, Blutbildschäden

Wechselwirkungen:
Bei gleichzeitiger Einnahme von Blutverdünnungsmitteln oder von oralen Antidiabetika (Tabletten gegen die Zuckerkrankheit) kann deren Wirkung verstärkt werden; der Patient hat eine stärkere Blutungsneigung, beziehungsweise es besteht die Gefahr einer Unterzuckerung (Hypoglykämie).

● Goldsalze

Obwohl Goldsalze schon sehr lange in der Rheumatologie angewandt werden, wurde ihre Wirksamkeit erst in den letzten 20 Jahren systematisch untersucht. Sie beeinflussen die Rheumatoide Arthritis günstig durch vielfältige Reaktionen mit den Entzündungsprozessen und dem Immunsystem. Gold steht als *Tablette* (Auranofin - Goldgehalt 29%) und als *Spritze* (Aurothiomalat - Goldgehalt 46%; Aurothioglucose - Goldgehalt 50%) zur Verfügung. Leichtere Formen der Rheumatoiden Arthritis können mit Goldtabletten behandelt werden. Schwere und aktive Formen der Erkrankung bedürfen der Goldspritze (in den Gesäßmuskel).

Auranofin

Anwendung:
Leichte Formen der Rheumatoiden Arthritis

Dosierung:
Zweimal eine Tablette pro Tag

Wirkungseintritt:
Nach 2-3 Monaten

Gelegentliche Nebenwirkungen:
- Durchfälle
- Hautausschlag, Juckreiz, Mundschleimhautenzündung
- Bindehautentzündung

Extrem seltene Nebenwirkungen:
- Blutbildveränderungen
- Nieren-, Lungen-, Darm- und Leberschäden

Kontrollen:
Wann? - In den ersten drei Monaten alle 14 Tage, danach alle sechs Wochen
Was? - Befragung, klinische Untersuchung und Laboruntersuchung (Blutbild, Leber- und Nierenfunktion, Urin)

Gegenanzeigen:
Goldallergie, Schwangerschaft und Stillzeit, Blutbildschäden, schwere Leber-, Nieren- und Darmkrankheiten

Hinweis:
Während der Goldtherapie ist eine intensive Sonnenbestrahlung zu vermeiden.

Goldspritzen (Aurothioglucose/Aurothiomalat)

Anwendung:
Schwere und aktive Formen der Rheumatoiden Arthritis

Dosierung:
Goldspritzen werden anfangs wöchentlich verabreicht, um ein „Golddepot" im Körper anzulegen; später wird auf eine zwei- bis vierwöchentliche Gabe übergegangen
Beispiel: (Aurothiomalat): 1. Woche 20 mg, 2. bis 20. Woche 50 mg, ab 21. Woche 50 mg jede 2. bis 4. Woche

Wirkungseintritt:
Nach 2-3 Monaten

Gelegentliche Nebenwirkungen:
- Haut- und Mundschleimhautschäden, Juckreiz
- Eiweißausscheidung im Urin
- Blutbildveränderungen
- Durchfall
- Metallgeschmack (absolut harmlos)

Extrem seltene Nebenwirkungen:
- Haarausfall
- Sonnenempfindlichkeit
- Empfindungsstörungen durch Nervenschädigung
- Kopfschmerzen

Gegenanzeigen:
Goldallergie, Schwangerschaft und Stillzeit, Blutbildschäden, schwere Leber-, Nieren- und Darmkrankheiten, Behandlung mit Blutverdünnungsmitteln

Kontrollen:
Wann? - In den ersten drei Monaten alle 14 Tage, danach alle vier Wochen
Was? - Befragung, körperliche Untersuchung und Laboruntersuchungen (Blutbild, Urin, Leber- und Nierenfunktion)

Hinweise:
- Die Goldspritzen werden in den Gesäßmuskel verabreicht
- Ein „Goldpaß" sollte vom Arzt erstellt werden und ist immer mitzuführen; er enthält Angaben über den Zeitpunkt der Goldspritzen, die verabfolgte Menge und die Ergebnisse der Laboruntersuchungen
- Intensive Besonnung ist zu vermeiden.

● Methotrexat

Methotrexat ist ein hochwirksames Basismedikament für die Rheumatoide Arthritis. Im Vergleich mit anderen Basistherapeutika hat Methotrexat eine sehr geringe Nebenwirkungsrate. Seine Wirkung setzt vergleichsweise sehr früh ein. Bereits nach drei Wochen kann ein Behandlungseffekt gespürt werden. Die volle Wirksamkeit ist erst nach 2-3 Monaten erreicht. Heute ist Methotrexat bei den schweren Verlaufsformen der Rheumatoiden Arthritis das Mittel der ersten Wahl. Es wird auch in der Tumorbehandlung eingesetzt. In der Rheumatologie werden jedoch sehr viel niedrigere Dosen verabfolgt, so daß die Nebenwirkungen wesentlich geringer sind. Die Behandlung erfolgt durch Spritzen oder durch Tabletten.

Anwendung:
Mittel der ersten Wahl bei schwerer Rheumatoider Arthritis

Wirkmechanismus:
Eingriff ins Immunsystem

Dosierung:
Testdosis von 5-7,5 mg pro Woche, danach 15 mg pro Woche. Die Dosis kann gesteigert und bei gutem Ansprechen auch wieder vermindert werden.

Wirkungseintritt:
Nach 3-6 Wochen, volle Wirkung nach drei Monaten

Gelegentliche Nebenwirkungen:
- Übelkeit, Erbrechen, Gewichtsabnahme, Durchfall
- Leberschäden
- Mundschleimhautentzündung

Extrem seltene Nebenwirkungen:
- Blutbildveränderungen
- Lungenentzündung (beachten Sie plötzlich auftretenden Husten)

Gegenanzeigen:
Schwangerschaft und Kinderwunsch, Geschwüre im Magen-Darm-Kanal, Infektionen, Leber- und Nierenfunktionsstörungen, Alkoholmißbrauch, Blutbildveränderungen

Kontrollen:
Wann? - In den ersten drei Monaten alle 14 Tage, danach alle vier Wochen.
Was? - Befragung, körperliche Untersuchung und Laboruntersuchungen (Blutbild, Urin, Leber- und Nierenfunktion). Vor Therapiebeginn sind zusätzlich Ultraschalluntersuchungen des Bauches und Röntgenaufnahmen der Lunge notwendig.

Wechselwirkungen:
Die Häufigkeit auftretender Nebenwirkungen erhöht sich bei Kombination mit Sulfonamiden, kortisonfreien Rheumamitteln und Schlafmitteln.

Hinweise:
Bei eingeschränkter Nierenfunktion muß die Dosis vermindert werden. Ein „Methotrexatpaß" sollte vom Arzt erstellt werden und ist immer mitzuführen. Er enthält Angaben über den Zeitpunkt der Methotrexateinnahme und die verabfolgte Menge sowie über die Ergebnisse der Laboruntersuchungen.

Gegenwärtig befinden sich viele das Immunsystem beeinflussende Substanzen in der klinischen Erprobung. Von diesen zukünftigen Medikamenten wird eine gezielte Beeinflussung des Immunsystems erwartet und damit eine bessere Wirkung auf die Rheumatoide Arthritis. *Ziel der Forschung ist, wirksame und nebenwirkungsarme Substanzen* für Patienten mit Rheumatoider Arthritis herzustellen, um schließlich die Erkrankung nicht nur zu bessern, sondern auch heilen zu können.

Gelenkspritzen

Ist ein Gelenk bei einer Rheumatoiden Arthritis besonders stark entzündet oder ist ein akuter Schub auf *ein* Gelenk beschränkt (selten!), kann der Gelenkerguß durch eine *Gelenkpunktion* mit einer Spritze abgezogen werden. Meist wird anschließend zur Entzündungshemmung Kortison in die Gelenkhöhle gespritzt. Durch das Kortison bessert sich die Arthritis oft innerhalb eines Tages. Leider kann sie nach Tagen oder Wochen erneut auftreten. Bci Gelenkspritzen besteht die Gefahr, daß Bakterien mit der Nadel in das Gelenk verschleppt werden und es zu einer eitrigen Gelenkentzündung mit dringender Notwendigkeit zur Operation kommt. Diese Komplikation ist jedoch bei fachgerechter Technik durch einen erfahrenen Arzt äußerst selten.

Kranke, die älter als 40 Jahre sind (Strahlenrisiko!) können bei Befall nur eines Gelenks Radioisotope in das Gelenk gespritzt bekommen. ^{90}Yttrium wird für große Gelenke (Knie, Schultern), ^{186}Rhenium für mittelgroße (Ellenbogen-, Hand- und Sprunggelenke) und ^{169}Erbium für kleine Gelenke (Finger und Zehen) verwandt. Die radioaktiven Strahlen vernichten die wuchernde Gelenkinnenhaut. Bei dieser unblutigen Operation wird damit der Teil entfernt, der den Gelenkerguß produziert. Man nennt diese Maßnahme eine *Gelenkinnenhautverödung* oder *Synoviorthese* (zusammengesetzt aus „synovi" - Kurzbildung zu Membrana synovialis (Gelenkinnenhaut) und aus orthos (griechisch) - gerade, richtig, recht). Die Halbwertszeit der Radioisotope ist kurz (^{90}Yttrium: 2,67 Tage; ^{186}Rhenium: 3,7 Tage; ^{169}Erbium: 9,4 Tage), ihre maximale Reichweite beträgt wenige Millimeter (^{90}Yttrium: 11 mm; ^{186}Rhenium: 3,7 mm, ^{169}Erbium: 1 mm). Nach kurzer Zeit ist keine aktiv strahlende Substanz mehr im Körper. Vorübergehend kann es unmittelbar nach der Gelenkspritze zu stärkeren Gelenkschmerzen als Folge der Reizwirkung der Strahlen kommen. Diese Beschwerden vergehen rasch. Allgemeine Strahlenreaktionen wie Kopfschmerzen, Mattigkeit oder gar Fieber sind äußerst selten. Auch nach einer erfolgreichen Behandlung kann es zum erneuten Auftreten einer Arthritis kommen. Dann sollte eine operative Entfernung der wuchernden Gelenkinnenhaut angeschlossen werden.

Krankengymnastik - eine unverzichtbare Therapie

„Wer rastet, der rostet", ist für Kranke mit Rheumatoider Arthritis in: „wer rastet, der wird steif", umzuwandeln. Bei entzündeten Gelenken kann es durch mangelnde Bewegung zu einer Schrumpfung der Gelenkkapsel kommen. Schmerzbedingte Schonhaltungen führen zu Verkürzungen (Kontrakturen) von Muskeln und Sehnen. Die tägliche Krankengymnastik hat den gleichen Stellenwert wie das regelmäßige Einnehmen der Medikamente. Bei der Bewegungstherapie wird der Kranke sein eigener Behandler (Therapeut).

Warum hilft Krankengymnastik?

- Die Beweglichkeit bleibt erhalten oder wird wiedererlangt.
- Die Muskeln bleiben kräftig oder ihre Kraft wird wiedergewonnen.
- Fehlstellungen der Gelenke werden verhindert oder teilweise wieder ausgeglichen.
- Der Schmerz wird gelindert.
- Der Knorpel wird besser ernährt.

Wo und wie soll Krankengymnastik erfolgen?

Krankengymnastik kann in normalen gut belüfteten Räumen (*Trockengymnastik*) oder im Wasser (*Wassergymnastik*) durchgeführt werden. Bei der Wassergymnastik mit einer Wassertemperatur über 32°C werden die Bewegungen (im Wasser) erleichtert.

Bei einem stark eingesteiften Gelenk kann es sinnvoll sein, vor der Gymnastik eine Kältebehandlung des Gelenks vorzunehmen (Eispackung, Kältegel), da dadurch eine Betäubung erreicht und das anschließende Üben erleichtert wird. Die verspannte Muskulatur kann vor der Übungsbehandlung durch milde Wärme (zum Beispiel Heublumenwickel) gelockert werden.

Die Krankengymnastik unter Anleitung der Krankengymnastin kann *einzeln* oder in *Gruppen* erfolgen. Natürlich wird die Therapeutin bei der Einzelbehandlung zuerst auf die individuellen funktionellen Probleme eingehen. Sie wird versuchen, Fehlstellungen wieder zu beseitigen und eine Kontrakturbehandlung vorzunehmen. Anschließend ist die Behandlung in einer Gruppe sehr sinnvoll. Auch hier werden Übungen zur Erhaltung und Verbesserung der Gelenkbeweglichkeit vermittelt und die Muskelkraft trainiert. Es kommt bei allen Gruppenbehandlungen ein positiver Effekt durch die gegenseitige Beeinflussung der Gruppenmitglieder zustande.

Ergänzt wird das Programm der Krankengymnastik durch *tägliches Üben zu Hause*. Das Hausgymnastikprogramm, individuell zugeschnitten und mit der Krankengymnastin besprochen, soll täglich mindestens sieben bis zehn Minuten dauern, bei starken Schmerzen genügen auch zwei bis drei Minuten. Dann ist jedoch mehrmals täglich eine Wiederholung angesagt. Alle Übungen dürfen keine Schmerzen bereiten. Immer ist aber bis zum Erreichen der Schmerzgrenze zu üben. Viele Kranke meinen, Haus-, Berufs- oder Gartenarbeit reichen als Bewegungstherapie aus. Bei diesen Tätigkeiten werden jedoch die Gelenke einseitig belastet. In der Regel wird dabei nicht der volle Bewegungsumfang eines Gelenks ausgenutzt.

Viele Gymnastikprogramme werden angeboten. Nicht alle sind gut. Die Kurse der Deutschen Rheuma-Liga (siehe auch Kapitel 11) sind sehr zu empfehlen. Auch viele Kassetten und Bücher enthalten gute Programme. Empfehlenswert ist die Absprache mit der Krankengymnastin, die die Situation der Gelenke des Betroffenen kennt und das Übungsprogramm modifizieren kann. Nur sie kann realistische Übungsziele setzen.

Ebenso wichtig wie die Verbesserung der Gelenkbeweglichkeit ist das *Muskeltraining*. Besonders bedeutsam ist das Training der Oberschenkelmuskulatur bei entzündetem Kniegelenk. Dabei handelt es sich um isometrische Spannungsübungen, das heißt, es erfolgt nur eine Anspannung der Muskulatur ohne Bewegungsausschlag.

Sport - was ist erlaubt?

Bei Rheumatoider Arthritis können folgende Sportarten betrieben werden: Schwimmen (Vorsicht beim Brustschwimmen bei Mitbeteiligung der Halswirbelsäule), Radfahren, Wandern auf der Ebene und Skilanglauf.

Gemieden werden sollen: Jogging, Springen, Basketball, Volleyball, Fußball, Hockey, Squash, Surfen, Tischtennis, Bergwandern und alle Kampfsportarten!

Es ist wichtig, daß der Patient die Sportart, die er als Kranker betreiben will, auch schon vor seiner Erkrankung betrieben hat. Er muß die Bewegungsabläufe kennen. (In akuten Krankheitsphasen verbietet sich natürlich jede Sportart!)

Ergotherapie

Durch Ergotherapie, früher Arbeitstherapie genannt, soll die gestörte Gelenkfunktion wieder verbessert und die Muskulatur trainiert werden. Die Kranken lernen durch Übungen, besser mit häuslichen Tätigkeiten, mit der Körperpflege, im Beruf und im Freizeitbereich zurechtzukommen. Das Ziel ist weitgehende Selbständigkeit. Sollte die Gelenkfunktion nicht wieder zu normalisieren sein, erfolgt eine Versorgung mit Schienen und anderem, um einer Verschlechterung vorzubeugen. Bei der Ergotherapie werden gelenkschonende Lebens- und Arbeitsweisen geübt. Hilfsmittel für Rheumakranke werden vorgestellt und ihr Gebrauch trainiert. *„Gelenkschutz“* ist ein weiteres Ziel der Ergotherapie. Gelenkschutz bedeutet, im täglichen Leben Fehlbelastungen der Gelenke zu vermeiden (Abbildung 7-5).

Ergotherapie wird in Ergotherapiepraxen einzeln oder in Gruppen angeboten. Stark behinderte Patienten werden auch von der Ergotherapeutin zu Hause aufgesucht. Die Ergotherapie in Gruppen hat durch die Kontakte, die innerhalb der Gruppe geknüpft werden, einen weiteren positiven sozialen Effekt. Ergotherapie wird vom Arzt verordnet.

Gelenkschutz für die Hand

Die Hand kann bei Rheumatoider Arthritis typische Fehlstellungen entwickeln. Sie verschiebt sich im Handglenk gegen den Unterarm hohlhandwärts. Es kommt zu einer Stufenbildung wie bei einem Bajonett (Bajonettstellung). Das Ellenköpfchen tritt handrückenwärts hervor. Langfinger weichen in Richtung Kleinfinger ab (Ulnardeviation) und gleiten an den Fingergrundgelenken hohlhandwärts (Abbildung 7-1a).

Diese Fehlstellungen entstehen durch den krankhaften Gelenkprozeß mit Lockerung der Bänder. Die verformte Hand hat zwangsläufig weniger Kraft. Es gilt nun, das rheumatisch veränderte Gelenk vor falscher Belastung oder Überlastung zu schützen. All das beinhaltet der Gelenkschutz. Er wurde von der schwedischen Ärztin Merete

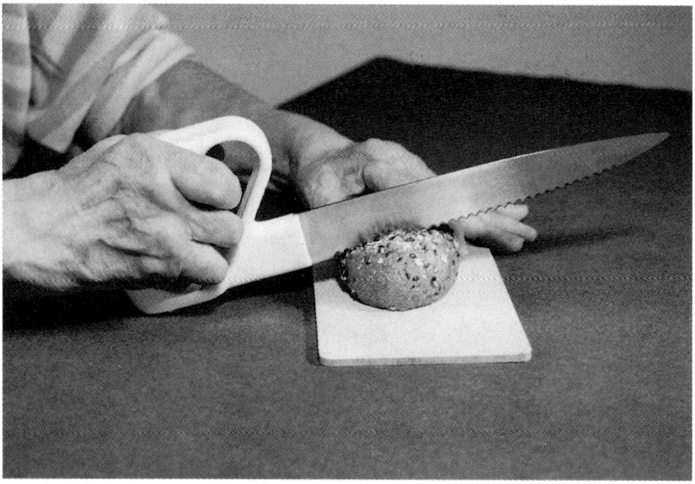

Abb. 7-5. Fuchsschwanzmesser

Brattström geprägt. Diese Ärztin erkannte, daß eine zu starke Beanspruchung der Gelenke bei Rheumatoider Arthritis die Zerstörung der Gelenke beschleunigt. Anwenden der Regeln des Gelenkschutzes bedeutet vor allem Umdenken bei den täglichen Verrichtungen und insbesondere im Arbeitsprozeß. Auch Reorganisationen in Haushalt und Beruf sind notwendig.

Funktionshilfen und Schienenversorgung

Durch Funktionshilfen kann eine fehlende Körperfunktion teilweise ersetzt werden, oder eine beeinträchtigte Funktion wird ausgeglichen. Viele Hilfen sind im Angebot. Einige Beispiele zeigt die Abbildung 7-6. Die Hilfsmittel werden über orthopädische Fachgeschäfte vertrieben. Technische Hilfen, die nicht zu „Dingen des täglichen Lebens" gehören, werden von der Krankenkasse bezahlt. Es bedarf aber einer Verordnung durch den Arzt. Häufig sind Schienen (Abbildung 7-7) erforderlich, um

- Gelenkdeformierungen vorzubeugen und
- schmerzhafte und instabile Gelenke zu stabilisieren.

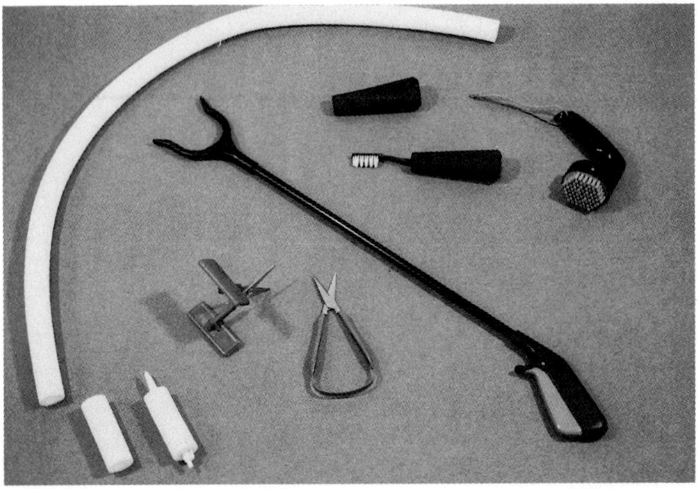

Abb. 7-6. Funktionshilfen. Moosgummi, der in verschiedenen Längen zugeschnitten werden kann; helfende Hand oder Greifzange zum Aufheben von Gegenständen; Scheren mit Federbügeln; Zahnbürste und Kugelschreiber mit Griffverdickung aus Moosgummi; Universaldrehgrifföffner

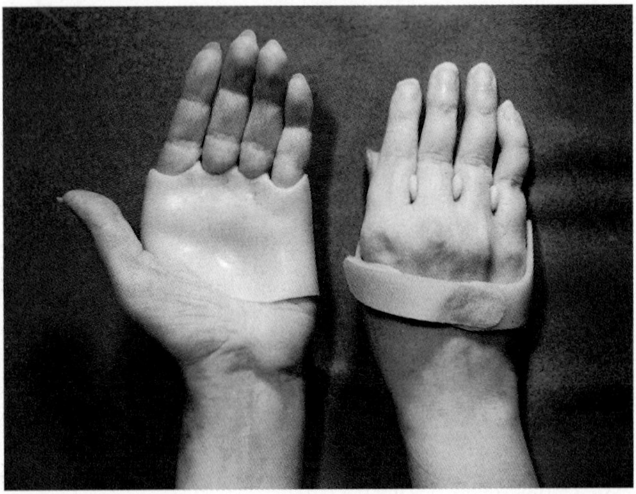

Abb. 7-7. Schienen zur Stabilisierung der Fingergelenke

Grundregeln des Gelenkschutzes

- Meiden Sie einförmige, einseitige und unökonomische Belastungen!
- Meiden Sie Bewegungen oder Belastungen, die die Gelenkdeformierung unterstützen!
- Schalten Sie Ruhepausen ein!
- Lassen Sie sich helfen, ohne in „Watte" gepackt zu werden.

Praktische Tips für den Gelenkschutz der Hände

- Beim Aufstehen nicht mit der Hand aufstützen, sondern, wenn nötig, mit dem Unterarm.
- Nicht den Kopf mit der Hand abstützen.
- Bei der Gymnastik keinen Vierfüßlergang oder -stand.
- Türen nicht mit der Hand aufdrücken, sondern mit der Schulter.
- Vermeiden Sie Stoßbewegungen im Handgelenk wie Kissen schütteln oder Fleisch klopfen.
- Belastungen auf beide Hände verteilen, zum Beispiel Töpfe, Kannen, Pfannen mit zwei Henkeln benutzen.
- Bei der Hausarbeit zum Schneiden ein Fuchsschwanzmesser benutzen (Abbildung 7-5).
- Zum Öffnen von Schraubverschlüssen Dosenöffner verwenden.
- Keine dünnen Gegenstände zwischen Zeigefinger und Daumen halten (Spitzgriff führt zur Deformierung) sondern Griffverdickungen (Moosgummi) benutzen.
- Schwere Gegenstände nicht über lange Zeit halten, zum Beispiel beim Lesen schwerer Bücher Buchstützen verwenden.
- Nichts tragen, was auch rollen kann (Einkaufswagen, Koffer, Teewagen).

Lagerungsschienen stellen das Gelenk beispielsweise über Nacht ruhig. Sie dienen gleichzeitig der Korrektur von Fehlstellungen. Andere Schienen verbessern zum Beispiel bei Fingerdeformitäten die Funktion. Nicht das Anschaffen der Schienen ist günstig, sondern das Tragen!

Liegen und sitzen Sie richtig?

Menschen mit Rheumatoider Arthritis verbringen mindestens ein Drittel des Tages mit Liegen. Daher ist die Liegeposition, um ungünstige Gelenkstellungen zu vermeiden, äußerst wichtig. In der Abbildung 7-8 sind die richtige und falsche Rückenlage gegenübergestellt. Die Wirbelsäule muß gestreckt bleiben, Hüft- und Kniegelenke ebenfalls (keine Knierolle!). Die Fußgelenke befinden sich in Gehstellung (Füße rechtwinklig zum Unterschenkel). Ist das Bett zu lang oder der Mensch zu klein, bedarf es einer gepolsterten „Bettkiste“ am Fußende des Bettes. Auch die Lage der Arme ist nicht unwichtig. Die Oberarme sind abgespreizt, die Ellenbogen 90 Grad gebeugt, die Handgelenke gestreckt und die Finger halbgebeugt. Natürlich spielt

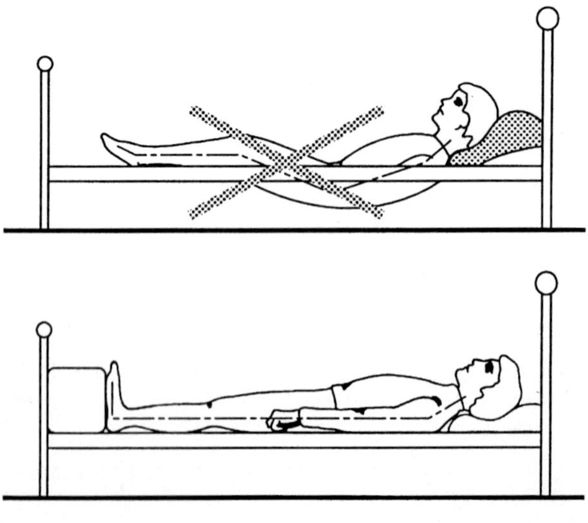

Abb. 7-8. Richtige (unten) und falsche (oben) Lage von Rheumakranken

das richtige Liegen besonders beim Kranken mit einem akuten Schub der Rheumatoiden Arthritis eine bedeutsame Rolle. Aber auch dann darf der Kranke nicht ganztägig das Bett hüten.

Bei einer Seitenlage ist ein großes Kissen zwischen den Beinen zur Verhinderung einer Muskelverkürzung bestimmter Muskelgruppen am Oberschenkel sinnvoll. Natürlich ist auch eine Bauchlage möglich. Die Lagerung ist dabei flach, am besten hängen die Fußspitzen hinten aus dem Bett heraus.

Warum ist die richtige Lage so wichtig? Kommt es zur Versteifung, so soll das Gelenk immer in der besten Stellung versteift sein. Es läuft sich nicht gut mit versteiften, gekrümmten Kniegelenken, wohl aber kann man mit versteiften Kniegelenken in Streckstellung noch laufen.

Für längeres Sitzen sollte der Lieblingsstuhl für Menschen mit Rheumatoider Arthritis wie folgt beschaffen sein:
- richtige Sitzhöhe, die Füße haben gerade Bodenkontakt,
- feste Sitzfläche,
- gerade hohe Lehne mit Kopfstütze,
- gepolsterte Armlehnen,
- Benutzen einer Fußschaukel (Abbildung 7-9), damit die Kniegelenke gestreckt gehalten werden können (Verhütung von Beugekontrakturen).

Wärme- oder Kältebehandlung

Wärme- und Kälteanwendung sind auch im Zeitalter hochentwickelter Medizin bei Rheumatoider Arthritis unumstrittene Behandlungsmethoden.

Kältetherapie (Kryotherapie)

Entzündete Gelenke erfordern Kühlung. Die Entzündung wird unterdrückt und der Schmerz läßt nach. Auch die Muskelverspannung bessert sich. Es ist günstig, die Kältetherapie zeitlich unmittelbar vor der Bewegungstherapie anzuwenden. Die Kryotherapie dämpft den Schmerz und die Bewegung fällt leichter.

Eiswürfel oder gefrorene Erbsen im Plastikbeutel, „Eis am Stiel" (Joghurtbecher mit Wasser und Holzstab ins Tiefkühlfach, der Eisklumpen läßt sich leicht aus dem Becher entfernen) oder industriell

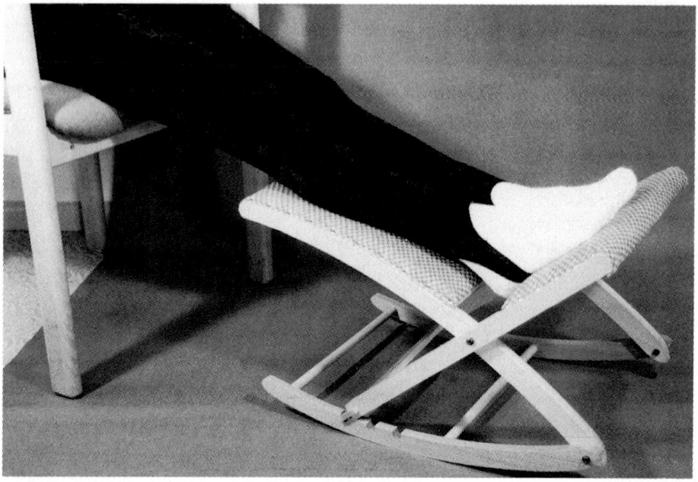

Abb. 7-9. Fußschaukel

gefertigte wiederverwendbare Kryogele sind gleichermaßen wirksam. Bringen Sie das Eis niemals direkt auf das Gelenk, sondern legen Sie immer ein dünnes Tuch dazwischen. Die Zeitdauer der Kälteanwendung soll 20 Minuten nicht überschreiten.

Technisch aufwendigere Methoden der Kryotherapie sind Geräte mit Kaltluft (Abbildung 7-10), die für den Privatbedarf viel zu teuer sind, jedoch in vielen Kliniken und Physiotherapiepraxen zur Verfügung stehen. Ein kräftiger sehr kalter Luftstrom tritt aus der Luftdusche aus und wird direkt auf das entzündete Gelenk aufgebracht. Beim Auftragen der Kaltluft ist der Schlauch, aus dem die Luft ausströmt, schnell hin und her zu bewegen, dadurch werden zu starke Abkühlungen der Haut und damit Erfrierungen vermieden. Die Anwendungsdauer liegt bei ein bis drei Minuten. Die Behandlung muß mehrmals am Tag wiederholt werden. Die Gewebeabkühlung dauert bei Gesunden etwa drei Stunden an, beim Arthritiker ist der Abkühlungseffekt entsprechend kürzer.

Viel teurer sind die Kältekammern, die von dem Japaner Yamauchi entwickelt wurden. 1982 wurde die erste Kältekammer Europas in Sendenhorst eingeführt. Aus Düsen kommt kalte Luft in das Innere einer Kammer, die auf -110 bis -160°C abgekühlt wird. Die Patienten bewegen sich in der Kammer. Sie tragen dicke Schuhe, Handschuhe,

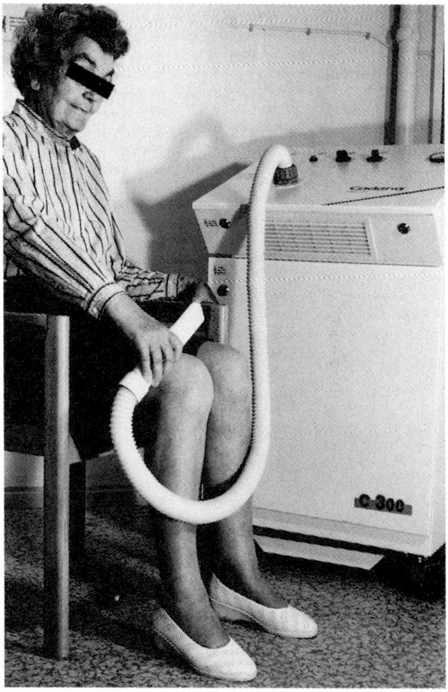

Abb. 7-10. Kaltluftgerät zur Behandlung akut entzündeter Gelenke

Ohren- und Mundschutz sowie Badebekleidung. Sie verbleiben etwa 30 bis 180 Sekunden in der Kältekammer.

Wann darf keine Kryotherapie durchgeführt werden? - Kälteempfindliche Personen reagieren mit Schmerzverstärkung auf eine Kryotherapie. Menschen, bei denen in der Kälte die Finger weiß werden (Raynaud-Phänomen) und Patienten mit bestimmten Rheumaformen mit Einbeziehung von Haut und inneren Organen wie die systemische Sklerose, dürfen ebenso keine Kryotherapie erhalten. Arterielle Durchblutungsstörungen, Nesselfieber bei Kälte, Gefäßentzündungen sind weitere Zustände, die eine Kälteanwendung verbieten.

Wärmetherapie

Die Wärmetherapie ist in besonderer Weise für Verschleißkrankheiten und Weichteilrheumatismus geeignet. Aber auch nicht aktive Formen der Rheumatoiden Arthritis profitieren von einer Wärmebehandlung. Sie kann als Heißluft, wärmestauender Wickel, heiße Kompresse, Heublumenwickel oder als Peloidanwendung wie Moor, Fango oder Pelose sowie durch verschiedene Stromformen oder Ultraschall zur Anwendung kommen. Wärme ist bei Rheumatoider Arthritis manchmal ein guter Bewegungsstarter. Sie führt zu Muskelentspannung und wirkt schmerzdämpfend. Vor ihrer Anwendung auf akut entzündete Gelenke ist aber zu warnen. Meist verstärkt sich dadurch der Schmerz.

Ein Wort zur Massage

Alle *aktiven Maßnahmen*, also solche, die der Kranke selbst durchführt, *sind bei Rheumatoider Arthritis besser als passive Methoden*, bei welchen der Kranke etwas mit sich geschehen läßt. Bei richtiger Indikationsstellung sind jedoch Massagen durchaus zweckmäßig. Sie ersetzen aber niemals die aktive Bewegungstherapie. Bei Patienten sind Massagen eine sehr beliebte Behandlungsform. Verhärtete Muskelpartien werden wieder weich. Der Stoffwechsel wird angeregt. Bei einer Unterwassermassage kommt noch die günstige Wärme hinzu.

Rheumachirurgie

Die Rheumachirurgie hat in den letzten Jahrzehnten vielen schwerbehinderten Menschen mit Rheumatoider Arthritis wieder die Fähigkeit gegeben, sich schmerzärmer fortzubewegen oder bei den täglichen Verrichtungen ihre Hände gebrauchen zu können.

Gelenkoperationen

Bei allen rheumachirurgischen Eingriffen ist das entscheidende Problem: *wann soll operiert werden?* Sind die medikamentöse Behandlung sowie die Physiotherapie nach drei bis sechs Monaten nicht in der Lage, Entzündung und Schmerz wirksam zu bekämpfen, so kann die entzündete Gelenkinnenhaut (Membrana synovialis), die gewuchert ist (Pannus) und Knorpel und Knochen zerstört, operativ entfernt werden (*Synovialektomie*). Dabei ist es sowohl möglich, daß der Rheumachirurg das Gelenk eröffnet und den Pannus entfernt oder daß bei einer Gelenkspiegelung (*Arthroskopie*) das Rheumagewebe (ohne einen großen operativen Eingriff) entfernt wird. Die Gelenkinnenhaut bildet sich leider nach sechs bis zwölf Wochen wieder nach, so daß später das Gelenk erneut entzündet sein kann.

Ist ein Gelenk schon sehr stark angegriffen und sind behindernde Fehlstellungen entstanden, so werden die *gelenkbildenden Anteile des Knochens zusammen mit der gewucherten Gelenkinnenhaut entfernt.* Beispiele für dieses Vorgehen sind Operationen am Handgelenk (Entfernung der gewucherten Gelenkinnenhaut und Entfernung des Köpfchens der Elle) und Vorfußoperationen. Bei letzteren werden die Köpfchen der Mittelfußknochen und die Basen der Zehengrundgelenke entfernt, ebenso Druckschwielen und entzündete Schleimbeutel. Danach hat das Laufen seine Qual für den Betroffenen verloren.

Manchmal schaffen die Rheumachirurgen eine *neue Gelenkoberfläche* oder der zerstörte und ausgefaserte Gelenkknorpel wird geglättet. Solche Operationen können beispielsweise an der Schulter oder am Ellenbogen durchgeführt werden.

Ein erheblich zerstörtes Gelenk kann durch ein künstliches ersetzt werden. Das neue künstliche Gelenk wird als *Endoprothese* bezeichnet. Die Prothesen werden mit oder ohne Zement im Knochen verankert.

Sehr selten muß auch ein Gelenk chirurgisch *versteift* werden, damit der Schmerz, der bei Bewegung auftritt, verschwindet. Diese Methode ist heute meist nur noch am Sprunggelenk erforderlich.

In Ausnahmefällen sind *Operationen an der Halswirbelsäule* notwendig. Die Gelenke der oberen Halswirbelsäule, die die Verbindung zum Kopf darstellen, können bei fortgeschrittener Rheumatoider Arthritis zerstört sein. Heftige Kopfschmerzen und manchmal eine Beeinträchtigung des Rückenmarks sind die Folge. Hier werden vom Spezialisten Versteifungsoperationen an der oberen Halswirbelsäule durchgeführt, die die Gefahr von Lähmungserscheinungen bannen.

Sehnenoperationen

Nicht nur die Gelenke werden operiert, sondern auch die *Sehnen.* Die Sehnenscheiden sind mit dem gleichen Gewebe ausgestattet, das auch die Gelenkkapsel innen überzieht. Auch an den Sehnen kann es zur Bildung von Rheumagewebe kommen, das nun nicht Knorpel oder

Knochen zerstört, sondern die Sehnen. Zerrissene Sehnen und damit ein Funktionsverlust zum Beispiel einzelner Finger können die Folge sein. Manchmal läßt sich der Finger durch die Ausbildung eines „Sehnenknötchens" nicht mehr frei bewegen. Er „schnappt". Die verdickte Sehne quält sich mühsam unter Bändern hindurch, die die Sehne festhalten. Hier sollte rechtzeitig das wuchernde Gewebe operativ entfernt werden. Die Sehnen werden richtig frei „geputzt". Manchmal sind auch komplizierte Sehnenverpflanzungen nötig, um die Funktion der Hand wiederherzustellen.

Eine der häufigsten Operationen bei der Rheumatoiden Arthritis ist die bei einem *Karpaltunnelsyndrom* (siehe Kapitel 7 „Krankheitsbild"). Hier wird ein straffes Band, das Sehnen, Gefäße und Nerven im Handwurzelkanal in der richtigen Ordnung hält, bei einer Raumnot durchtrennt.

Bei allen rheumachirurgischen Eingriffen ist es besonders wichtig, daß nach der Operation eine ausreichende *Übungsbehandlung* stattfindet. Das Gelenk muß beübt und die Muskulatur trainiert werden. Der Operationserfolg hängt ganz wesentlich von der nachfolgenden Bewegungstherapie des Kranken ab. Nicht vergessen werden darf, daß die Muskulatur mit Hilfe der Krankengymnastin schon *vor* der Operation trainiert werden soll.

Die medikamentöse Therapie ist natürlich auch nach einer Operation weiter fortzuführen.

Schulungsprogramme für Patienten mit Rheumatoider Arthritis

Bei rheumatischen Erkrankungen, bei denen Schmerzen und Funktionseinschränkungen im Vordergrund stehen, sind die Patienteninformationen ein ganz wesentlicher Bestandteil einer umfassenden Behandlung. Ist doch die Notwendigkeit einer täglichen Bewegungstherapie dem Patienten nahezubringen. Weiterhin sind die Therapiemaßnahmen gelegentlich von Nebenwirkungen begleitet. Der Patient muß lernen, Nebenwirkungen rechtzeitig zu erkennen, aber vor allem, konsequent seine Behandlung durchzuführen. Nur ein aufgeklärter Patient ist in der Lage, Verantwortung für seine Gesundheit zu tragen und die Krankheit positiv zu beeinflussen. Es besteht aber bei Patienten mit Rheumatoider Athritis oft ein zu geringes Wissen über die Krankheit und den Umgang mit ihr. Für eine umfassende Aufklärung ist der zeitliche Kontakt mit den „Behandlern", zum Beispiel während der Arztsprechstunde, während der Physiotherapie oder bei einem Kuraufenthalt, zu kurz.

In Deutschland wurde ein Schulungsprogramm für Patienten mit Rheumatoider Arthritis entwickelt. Es besteht aus sechs Einheiten, die in sechs Seminaren von jeweils 90 Minuten Dauer abgehandelt werden. Die Seminare finden einmal oder zweimal wöchentlich statt.

Die Inhalte der Seminare sind:

1. **Seminar - Krankheitsbild, Krankheitsverlauf, Krankheitsursache, Feststellen der Erkrankung**
2. **Seminar - Medikamentöse und operative Behandlung**
3. **Seminar - Krankengymnastik**
4. **Seminar - Psychologische Beeinflussung des Schmerzes**
5. **Seminar - Ergotherapie**
6. **Seminar - Alltagsbewältigung, mit der Krankheit leben lernen**

Ein Team, bestehend aus einem Arzt, einem Psychologen, einer Krankengymnastin und einer Ergotherapeutin, begleitet die jeweiligen Seminare. Es werden keine Vorträge gehalten, sondern die Thematik wird zusammen mit den Patienten erarbeitet. Eine Zuweisung zum Seminar erfolgt durch den behandelnden Arzt, da ein Einpassen in den Gesamtbehandlungsplan notwendig ist. Diese Schulungen sind möglichst frühzeitig im Krankheitsverlauf anzustreben. Die Patienten erhalten auch schriftliches Material, das sie mit nach Hause nehmen können. Das medizinische Personal, das die Patientenschulungen durchführt, wurde selbst trainiert, damit einheitliche Veranstaltungen durchgeführt werden und die Erkenntnisse aus der Erprobungsphase auch überall angewandt werden.

Ziel wird sein, daß der Patient auch bei rheumatischen Erkrankungen der kompetente Spezialist seiner eigenen Erkrankung ist.

Die Deutsche Rheuma-Liga

Die Deutsche Rheuma-Liga ist eine Hilfs- und Selbsthilfeorganisation der Rheumakranken und an Rheuma Interessierten in Deutschland.

Ziele dieser Organisation sind die Aufklärung der Betroffenen über ihre Erkrankung und Information über die notwendige Therapie. Die Kranken sollen kompetente Partner des Arztes werden. Gleichermaßen sind die Bemühungen der Rheuma-Liga darauf gerichtet, die Patienten wieder beruflich und sozial zu integrieren. Die Teilnahme am aktiven Leben - besonders für Behinderte - ist ein ganz wesentliches Anliegen dieser Hilfs- und Selbsthilfeorganisation. Aber auch die Öffentlichkeit wird über rheumatische Erkrankungen informiert. Ein weiterer Zweck ist die stetige Verbesserung der medizinischen und sozialmedizinischen Versorgung der Rheumakranken.

Über 115.000 Mitglieder umfaßt diese große Selbsthilfeorganisation. Jedes Bundesland hat eine eigene Geschäftsführung und einen eigenen gewählten Vorstand. Die Rechtsform ist die eines eingetragenen Vereins. Beratungsstellen betreuen die Mitglieder wohnortnahe. Örtliche Arbeitsgemeinschaften sind die Kontaktstellen der Betroffenen. Auf lokaler Ebene werden auch krankengymnastische Gruppenübungen (Warmwasser- und Trockengymnastik), Schmerzbewältigungstraining, Entspannungstechniken, Besuchsdienste, therapeutisches Werken und Basteln, aber auch gesellige Treffen, Ausflüge und Besichtigungen durchgeführt. Damit knüpfen die Betroffenen untereinander vielfältige Kontakte und helfen sich gegenseitig beim Umgang mit der Erkrankung. In den meisten Bundesländern gibt es für die Belange rheumatischer Kinder und Jugendlicher die „Arbeitskreise Eltern rheumakranker Kinder“ und „Clubs junger Rheumatiker“.

Alle Mitglieder erhalten die Verbandszeitschrift „Mobil“. Die Zeitschrift vermittelt neben Wissen über die Krankheit sehr viel darüber, wie man mit Rheuma lebt. Viele Rheumakranke kommen in der „Mobil“ zu Wort. Zahlreiche Schriften der Rheuma-Liga, wie Merkblätter und Broschüren, informieren die Betroffenen über verschiedene Themen.

Es gibt vielfältige Kontakte der Rheuma-Liga mit den Rheumatologen, den Hausärzten der Betroffenen, Krankenkassen, Gesundheitsämtern u.a. Die Rheumatologen sind aktiv in der Selbsthilfeorganisation tätig und bringen ihr fachliches Wissen ein. Durch die Liga werden Informationen und Seminare für Krankengymnasten und Ergotherapeuten angeboten, um die Langzeitbetreuung der Rheumakranken immer mehr zu qualifizieren.

Die Adressen der örtlichen Beratungsstellen und Arbeitsgemeinschaften sind über die Geschäftsstellen der Landesverbände zu erfragen (siehe Kapitel 11).

Gelenkentzündungen nach Infektionen (reaktive Arthritits)

Eine typische Krankengeschichte:
R.G., ein 24jähriger Student, verbringt seinen Urlaub auf einem Campingplatz. Nach einer Woche Aufenthalt bekommt er heftigen Durchfall, der nach drei Tagen wieder vorbei ist. Drei Wochen später, nun bereits zu Hause, entwickelt sich eine beidseitige Bindehautentzündung und die Harnröhre sondert ein milchiges Sekret ab. Nach zwei Tagen kommen Schmerzen im rechten Sprunggelenk hinzu, das am nächsten Morgen geschwollen ist. Auch die Achillessehne rechts ist verdickt und schmerzt. Jetzt bereitet auch das linke Knie Schmerzen. Es wird innerhalb von zwei Tagen dick und deutlich wärmer als das rechte Knie. Der dritte Zeh am rechten Fuß ist ebenfalls in seiner gesamten Länge verdickt und tut weh. Leichtes Fieber stellt sich ein. Der Kranke sucht den Arzt auf. Nach verschiedenen Untersuchungen von Blut, Stuhl und Gelenkflüssigkeit des Kniegelenks lautet die Diagnose „reaktive Arthritis nach Salmonelleninfektion". Man könnte diese Krankheit auch als „Reiter-Syndrom" bezeichnen.

Der Militärarzt Reiter beschrieb 1916 einen jungen Offizier, der kurz nach einer Ruhr eine Harnröhren- und Bindehautentzündung sowie eine Arthritis bekam. Die Erkrankung erhielt daher die Benennung *Reiter-Syndrom.* Dieses ist gekennzeichnet durch *Arthritis, Harnröhren- und Bindehautentzündung.* Es müssen jedoch nicht immer alle drei Symptome auftreten. Meist kommt es nach einer Infektion nur zur Gelenkentzündung. Die Bezeichnung „Reiter-Syndrom" wird daher heute durch *„reaktive Arthritis"* verdrängt.

Krankheitsbild

Die reaktive Arthritis tritt bei entsprechend erblich veranlagten Personen nach einer Infektion mit bestimmten Erregern auf (Abbildung 7-11). Infektionsorte sind Darm (Salmonellen, Shigellen, Yersinien) oder Harn- und Geschlechtswege (Gonokokken, Chlamydien). Oft sind Durchfall oder stärkerer Ausfluß bereits abgeklungen, wenn 10 bis 30 Tage nach Beginn der Infektion eine Gelenkentzündung auftritt. Diese betrifft meist die Sprung- und/oder Kniegelenke. Manchmal ist auch ein Finger oder ein Zeh geschwollen. Achillessehnenentzündung und Schmerzen an den Muskelansätzen, zum Beispiel am Sitzbein mit Beschwerden beim Sitzen, charakterisieren das Krankheitsbild weiterhin. Bindehautentzündungen, kleine schmerzhafte Schleimhautdefekte im Mund oder Hautausschläge an Fußsohlen und Handinnenflächen können ebenfalls nachweisbar sein. Selten sind bei längerer Krankheitsdauer die Gelenke der Wirbelsäule betroffen. Besonders ein nächtlicher Schmerz im Kreuz kann den Kranken belästigen. Oftmals ist von der verursachenden Infektion nichts mehr zu spüren, wenn die Gelenkentzündung auftritt. Der Organismus hat die Bakterien bereits allein bekämpft.

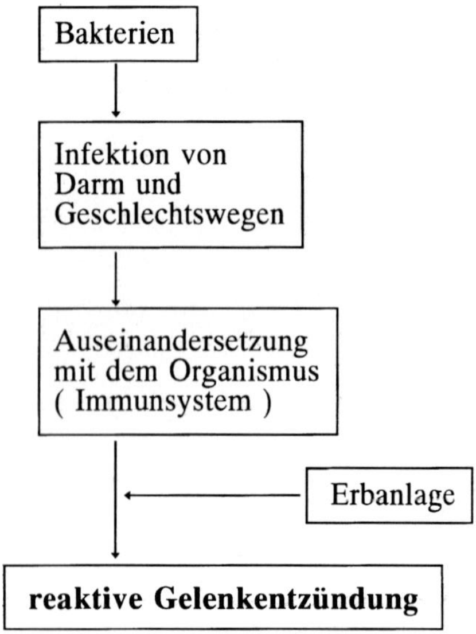

Abb. 7-11. Entstehung der reaktiven Arthritis

Behandlung

Die Gelenkentzündung wird mit kortisonfreien Rheumamitteln (siehe Kapitel 7 „Kortisonfreie Rheumamittel“) behandelt. Kälte als Kaltluft oder Eiskompressen (siehe Kapitel 7 „Wärme- oder Kältebehandlung“) ist wohltuend. Frühzeitige Krankengymnastik ist angebracht, damit vor allem bei einer Kniegelenksentzündung die Oberschenkelmuskulatur kräftig bleibt. Meist klingt die Gelenkentzündung nach zwei bis vier Monaten ab. Selten - bei chronischem Verlauf mit wiederholten Arthritisschüben - ist der Einsatz von Sulfasalazin (siehe Kapitel 7 „Basismedikamente") notwendig. Können beim Harnröhren- oder Muttermundsabstrich (es wird mit einem Watteträger der Ausgang der Harnröhre oder der Muttermund an der Gebärmutter abgetupft und anschließend eine Bakterienanzüchtung vorgenommen) oder im Stuhl noch auslösende Bakterien (siehe oben) nachgewiesen werden, so ist auch die antibiotische Behandlung der Infektion notwendig. Hat sich der Körper bereits selbst saniert, das heißt, es sind keine spezifischen Bakterien vorhanden, ist eine Antibiotikagabe von zweifelhaftem Wert. In der Gelenkinnenhaut konnten bei einigen Kranken in Forschungslaboratorien mit komplizierten Methoden noch Bakterienbestandteile nachgewiesen werden. Eine Anzüchtung der Bakterien aus dem Gelenk gelingt jedoch nicht. War der Krankheitsauslöser eine Infektion in den Harn- oder Geschlechtswegen, so muß der Sexualpartner unbedingt auch mit Antibiotika behandelt werden, da sonst eine erneute Infektion des Patienten auftreten kann.

Am schwierigsten sind die Schmerzen in den Sehnen zu beseitigen. Sie sind oft hartnäckig und erfordern zum Beispiel bei Achillessehnenbefall Schuhveränderungen durch den Orthopädieschuhmacher.

Die reaktiven Arthritiden gehen nur selten in ein chronisches Stadium über, das dann auch zu einer bleibenden Gelenkschädigung führen kann.

Lyme-Krankheit

Eine typische Krankengeschichte:
T. I., ein 40jähriger Büroangestellter, der seine Freizeit gerne in den umliegenden Laubwäldern seines Wohnortes verbringt, hatte schon mehrfach Zeckenstiche bei sich und anderen beobachtet. Immer waren die Zecken rasch vom Körper entfernt worden. An den letzten Zeckenstich erinnerte sich T. I. noch sehr genau, da er das Insekt erst am nächsten Morgen nach dem Waldspaziergang in seiner Achselhöhle sah und entfernte. Zwei Wochen später trat in der Achsel eine Rötung auf. Sie vergrößerte sich, und die immer blasser werdende Rötung breitete sich schließlich fast über den gesamten Arm aus. T. I. ignorierte die Hauterscheinung, und sie verschwand nach zwei weiteren Wochen. Ungefähr sechs Wochen danach trat eine Kniegelenkentzündung rechts auf. Das Gelenk schmerzte, war geschwollen und heiß. T. I. schonte das Knie einige Tage, die Beschwerden ließen nach. Es verging eine lange Zeit, dann trat die Entzündung erneut auf. Das Knie war geschwollen und ließ sich nicht mehr richtig beugen. Für einen Arztbesuch war keine Zeit. Plötzlich be-

merkte T. I. einen heftigen Schmerz in der rechten Wade. Der Wadenumfang nahm im Verlauf von Stunden zu. Die Kniegelenkschwellung hatte abgenommen. Nun ging T. I. doch zum Arzt. Die Diagnose lautete schließlich: „Lyme-Krankheit mit geplatzter Bakercyste“.

Die Lyme-Krankheit wurde nach der Ortschaft Lyme (sprich: „Leim“) im US-Bundesstaat Connecticut benannt. Hier wurde 1975 zum ersten Mal diese Art einer Gelenkentzündung beobachtet, die mit Zeckenstichen zusammenhängt. Die Erkrankung kommt weltweit mit geographischen Schwerpunkten vor. Sie ist keine neue Erkrankung in Europa, sondern nur eine neu erkannte.

Infektionsweg

Die Erkrankung wird durch verschiedene Zeckenarten, in Europa durch den gemeinen Holzbock (*Ixodes ricinus*) und seltener wahrscheinlich auch durch Stechfliegen übertragen. Beim Saugakt der Zecke können - so die Zecke infiziert ist - flexible schraubenförmige Bakterien, *Borrelia burgdorferi* genannt, auf den Menschen übertragen werden. In Deutschland sind 10-13% der Zecken mit Borrelien befallen. Aber nicht jede infizierte Zecke überträgt die Bakterien auf den Menschen. Die Wahrscheinlichkeit einer Infektion hängt von der Zeitdauer des Saugaktes ab. Je länger die Zecke am Körper des Menschen saugt, um so größer ist die Infektionsgefahr. Die Stiche sind schmerzlos, da betäubende Stoffe im Zeckenspeichel enthalten sind. Die kleinen Larven und Nymphen - Entwicklungsstufen der Zecke - werden oft übersehen. Sie können die Infektion ebenfalls übertragen. Es gibt eine jahreszeitliche Häufung (vom Frühjahr bis zum Herbst) der Infektionen, da der Saugakt nur bei Temperaturen zwischen 23 und 27°C stattfindet. Zecken kommen in der Regel im Gebüsch der Laubwälder bis in Kniehöhe vor. Sie fallen nicht von den Bäumen. Wildlebende Tiere (Mäuse, Ratten, Eichhörnchen, Wild) und Haustiere (Hunde, Katzen, Pferde, Rinder) können ebenfalls mit den Bakterien infiziert sein. Die Zecken saugen sowohl am Tier als auch am Menschen und übertragen die Erkrankung.

Krankheitsbild

Nach Infektion des Menschen mit Bakterien der Spezies *Borrelia burgdorferi* durch einen Zeckenstich tritt an der Stichstelle nach Tagen bis Wochen eine kleine Hauterhebung auf. Aus ihr kann sich eine Rötung entwickeln, die sich immer mehr vergrößert und im Zentrum abblaßt. Die Ärzte bezeichnen dieses erste Stadium der Krankheit als *Wanderröte* oder Erythema migrans (griechisch erythema - Röte; lateinisch migrare - wandern). An Oberschenkel, Leiste, Achsel und seltener an jeder anderen Körperstelle kann die Wanderröte auftreten. Sie bleibt, falls sie nicht behandelt wird, Tage bis Monate bestehen und heilt dann von allein ab.

Die Erreger vermehren sich und werden durch Blut und Lymphe im Körper verbreitet. Manchmal entwickelt sich eine *kleine, blaurote Geschwulst*, häufig an der Ohrmuschel, aber auch an der Brust oder an anderen äußeren Geschlechtsorganen. Nur selten fühlen sich die Infizierten in diesem Stadium krank, haben *leichtes Fieber* oder klagen über *Kopf- und Gliederschmerzen.*

Bis zu einem Jahr nach einem Zeckenstich können Krankheitszeichen seitens des *Nervensystems* auftreten. Hirnhautentzündung, Nervenlähmung (wie schiefer Mund durch Lähmung des Gesichtsnervs) oder Schmerzen beziehungsweise Mißempfindungen im Ausbreitungsgebiet eines Nervs sind mögliche Erscheinungsformen. Diese Zustände machen natürlich eine Krankenhausbehandlung notwendig.

Sehr selten tritt auch eine Störung der Schlagfolge des *Herzens* auf, das Herz rast oder schlägt unregelmäßig. Eine Herzmuskelentzündung hat sich entwickelt.

Auch Entzündungen des *Augennervs* mit Kopfschmerzen und Sehstörungen sind seltene Krankheitszeichen.

Eine *Gelenkentzündung*, die bevorzugt das Kniegelenk befällt, tritt immer längere Zeit nach dem Zeckenstich auf (Monate bis Jahre). Oft ist dem Betroffenen der Zeckenstich gar nicht mehr erinnerlich. Die Gelenkentzündung kann chronisch werden. Über Monate oder Jahre kommt es immer wieder zu Entzündungen, meist in einem Kniegelenk, aber auch in allen anderen Gelenken. Dabei gibt es für das Auftreten der Gelenkentzündung keine jahreszeitliche Häufung.

Später können sich bestimmte Hautbezirke verändern. An Hand- oder Fußrücken, an Ellenbogen oder Knie kommt es nach einer Anschwellung des betroffenen Gebietes mit späterer blauroter Verfärbung zu einer *Hautverdünnung.* Die Haut erscheint dünn, gefältelt, trocken und haarlos (Zigarettenpapierhaut).

Bei einer Lyme-Krankheit müssen nicht alle erwähnten Krankheitszeichen auftreten und alle Stadien durchlaufen werden. Es ist sowohl das gleichzeitige Vorkommen der genannten Krankheitsmerkmale als auch das isolierte Auftreten eines einzigen Organbefalls, zum Beispiel einer Gelenkentzündung, möglich (Abbildung 7-12).

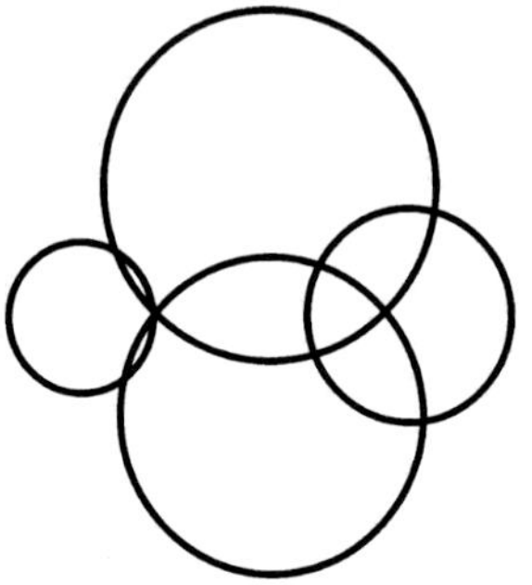

Abb. 7-12. Krankheitszeichen bei Lyme-Krankheit

Die Diagnose „Lyme-Krankheit" wird aus den Angaben der Kranken, typischen Krankheitszeichen und durch den Nachweis von Antikörpern gegen Borrelien im Blut des Kranken gestellt.

Behandlung

Die Behandlungsform hängt vom Krankheitsstadium ab. Der Zeckenstich an sich wird nicht behandelt, da nicht jeder Stich zu einer Übertragung der Borrelien führt. Tritt eine Wanderröte auf, so muß etwa 20 Tage lang mit bestimmten Antibiotika behandelt werden (Doxycyclin zweimal 100 mg pro Tag oder Amoxicillin viermal 500 mg pro Tag). Dadurch werden die Borrelien abgetötet. Liegt ein späteres Erkrankungsstadium mit Gelenkentzündung, Nervensystemkrankheitszeichen u. a. vor, sind für drei Wochen wiederum andere spezifische Antibiotika (jetzt als Spritzen verabreicht) notwendig. Die Gelenkentzündung wird zusätzlich mit kortisonfreien Rheumamitteln (siehe Kapitel 7 „Kortisonfreie Rheumamittel") behandelt. Kühlung des entzündeten Gelenkes bringt ebenfalls Erleichterung. Eine antibiotische Frühbehandlung der Wanderröte kann die Gelenkentzündung verhindern.

Wie schütze ich mich vor einem Zeckenstich?

Am besten kann man sich vor einer Infektion schützen, indem man sich weniger den Zecken aussetzt. Nadelwälder sind sicherer als Laubwälder. Auch in Parkanlagen trifft man Zecken an. Man sollte möglichst nicht die befestigten Wege verlassen. Beim Spaziergang in Gebieten mit Unterholz ist Bekleidung zu tragen, die die Haut soweit wie möglich bedeckt. Langärmlige Hemden und in die Socken hineingesteckte Hosen sind zweckmäßig. Zeckenabweisende Mittel (Spray, Salbe) sind ebenso verfügbar, manche rufen jedoch Unverträglichkeiten der Haut hervor. Die Haut ist beim abendlichen Duschen nach dem Waldspaziergang gründlich auf Zecken zu untersuchen. Findet man eine Zecke auf der Haut, muß sie schnell entfernt werden. Je länger die Zecke haftet, um so wahrscheinlicher ist eine Bakterienübertragung, jedoch nur, wenn die Zecke selbst infiziert ist. Haustiere sollten ebenso nach Zecken abgesucht werden.

Wie ist eine Zecke zu entfernen?

Fassen Sie die Zecke niemals mit bloßen Fingern an. Ziehen Sie Gummihandschuhe an oder schützen Sie die Finger mit einem Papiertaschentuch. Am günstigsten ist natürlich das Benutzen einer stumpfen gebogenen Pinzette oder einer in Apotheken erhältlichen Zeckenzange. Ergreifen Sie die Zecke so dicht an der Hautfläche wie nur möglich, und ziehen Sie sie mit gleichmäßigem Zug aus dem Gewebe heraus. Drehen Sie die Zecke nicht, und ziehen Sie nicht ruckartig, da sonst Mundteile der Zecke abbrechen können und in der Haut verbleiben. Der Körper der Zecke darf nicht gequetscht oder zerdrückt werden, weil sonst infektiöse Inhaltsstoffe verbreitet werden. Die Zecke soll nicht mit Öl oder Wachs betupft und danach entfernt werden. Bei diesem Vorgang erbricht das Tier in die Wunde und die Infektionsgefahr vergrößert sich. Kinder sollten die Zecke nicht selbst entfernen, da sie die Vorsichtsmaßnahmen nicht befolgen können. Nach Beseitigung der Zecke ist die Stichstelle gründlich zu desinfizieren (Alkohol). Waschen Sie sich selbst die Hände mit viel Seife und Wasser. Entsorgen Sie die Zecke, indem Sie sie in der Toilette herunterspülen oder in einen Behälter mit Alkohol legen und nach einigen Tagen vernichten.

Eine Impfung zum Schutz vor einer Borrelien-Infektion gibt es nicht. Im Gegensatz dazu ist eine Impfung zum Schutz vor der durch

Viren hervorgerufenen Frühsommergehirnhautentzündung, die ebenfalls durch Zecken übertragen wird, möglich.

Bechterew-Krankheit

Eine Krankheitsgeschichte:

M. G., ein 17jähriger Lehrling, hatte bereits während der Schulzeit Schmerzen im linken Kniegelenk gehabt. „Das ist das Wachstum", sagten die Eltern damals, ohne der Sache weitere Aufmerksamkeit zu widmen. Die Schmerzen in den Knien vergingen auch rasch wieder.

Später verspürte der junge Mann eine gewisse Steife beim morgendlichen Aufstehen im Kreuz. Nach einigen Wochen traten Schmerzen im rechten Gesäß auf, die bis in das Knie ausstrahlten. Später stellte sich eine Regenbogenhautentzündung ein. Manchmal schmerzten die Fersen, mal rechts, dann wieder links. Schließlich wachte M. G. regelmäßig gegen Morgen mit starken Kreuzschmerzen auf, bei Bewegung oder beim kurzen Umherlaufen im Zimmer ließen die Schmerzen nach. Dann war aber an ein Einschlafen nicht mehr zu denken. Am nächsten Tag war er bei der Arbeit übermüdet und nicht ganz bei der Sache. „Diese Jugend heute", lautete die regelmäßige Einschätzung der Älteren. Die Schmerzen wurden von Woche zu Woche stärker. Der junge Mann verdrängte die Beschwerden. Sie meldeten sich bald nicht nur gegen Morgen, sondern auch bei seinem Freizeitsport, dem Rudern, wieder. Manchmal wurden die Schmerzen so stark, daß er nicht mehr richtig mithalten konnte. Er gab seinen geliebten Sport auf und fühlte sich gesundheitlich besser. Doch dann begann alles wieder von vorn: nächtliches Aufwachen, Gliederschmerzen, Fersenschmerzen, eine weitere Regenbogenhautentzündung. Schließlich ging er zum Arzt. Blut- und Röntgenuntersuchungen ergaben den Verdacht auf eine Bechterew-Krankheit.

Häufigkeit und Ursachen

Der Krankheitsname geht auf den russischen Neurologen Wladimir Bechterew (1857-1927) zurück, der 1893 die Erkrankung ausführlich beschrieb. Sie wird auch *Spondylitis ankylosans* genannt. Spondylitis ist abgeleitet vom griechischen Wort spondylos - Wirbelknochen und ankylosans von ankylos - gekrümmt. Sie betrifft bevorzugt Männer. 80% werden zwischen dem 16. und 40. Lebensjahr krank. Bei Frauen verläuft die Krankheit meist leichter.

Bei den Erkrankten sind die Wirbelsäulengelenke entzündet, und es besteht die Gefahr einer Versteifung. An der Erkrankung litten schon die alten Ägypter um 3000 v. Chr., wie aus Skelettuntersuch-

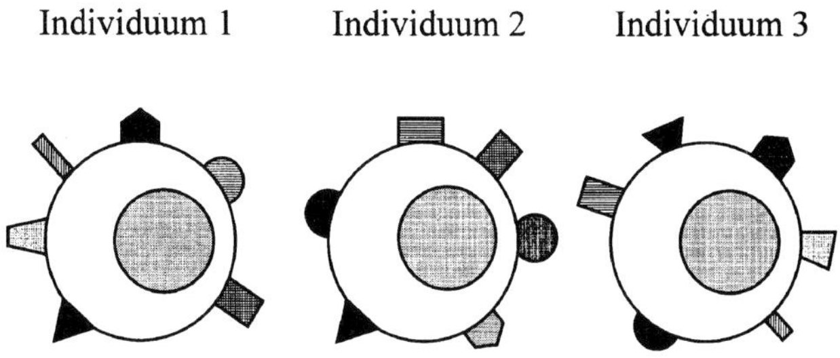

Abb. 7-13. Zellen dreier Individuen mit unterschiedlichen HLA-Mustern

ungen bekannt ist. Auch heute noch ist die *Ursache* der Erkrankung *unbekannt.*

90% der Bechterew-Kranken tragen auf ihren kernhaltigen Körperzellen ein bestimmtes Merkmal, den *Gewebefaktor HLA-B27.* Er kann vererbt werden. Dieser Gewebefaktor ist mit einer Ziffer einer Personalausweisnummer vergleichbar. Ein Mosaik verschiedener Gewebefaktoren sitzt, wie die unterschiedlichen Personalausweisnummern, auf der Oberfläche bestimmter Zellen und unterscheidet die Individuen (Abbildung 7-13) voneinander. Manche dieser Faktoren kommen bei bestimmten Erkrankungen häufiger vor, wie der Gewebefaktor HLA-B27 bei 90% der Bechterew-Kranken. Er ist aber auch bei 8% der Gesunden nachweisbar. Mit dem HLA-B27 hängt die erbliche Veranlagung für die Bechterew-Krankheit zusammen. Personen mit diesem HLA-B27 haben eine sehr hohe Krankheitsbereitschaft. Es müssen jedoch noch weitere Faktoren von außen hinzukommen, vielleicht chronische Darminfekte oder anderes, damit die Krankheit entsteht (Abbildung 7-14).

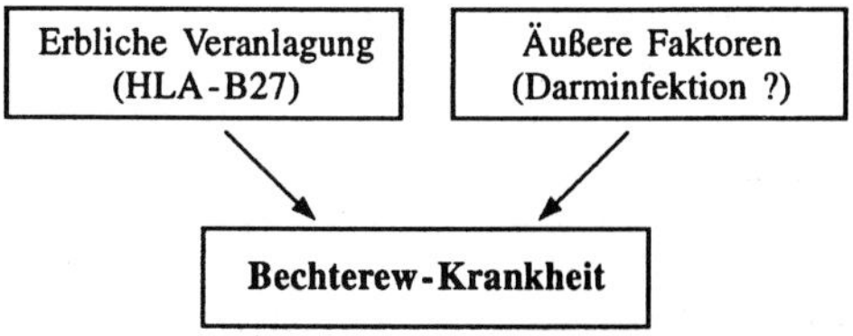

Abb. 7-14. Entstehung der Bechterew-Krankheit

Krankheitsbild

Die Krankheit beginnt *schleichend.* Zuerst bestehen frühmorgendliche *Steifigkeit* und *Schmerzen im Rücken.* Bei Bewegung vergehen die Beschwerden. Schließlich werden die Kranken in der zweiten Nachthälfte wegen der Schmerzen wach. Sie laufen im Zimmer herum, dadurch wird der Schmerz gelindert. Manchmal zieht er vom Rücken über das Gesäß die Rückseite der Oberschenkel bis zum Knie entlang. Ein gürtelförmiger Schmerz engt den Brustkorb ein. Die Beschwerden verstärken sich beim Husten oder Niesen. Manchmal entwickelt sich auch eine Entzündung von Knie- oder Sprunggelenken. Schmerzen im Bereich der Sehnen, beispielsweise an der Achillessehne, an den Sitzbeinhöckern, dem Oberrand des Beckens oder an den äußeren Hüftknochen, kommen hinzu. Eine *Regenbogenhautentzündung* mit Schmerzen, Lichtscheu und gerötetem Auge ist nicht ungewöhnlich. *Die Bechterew-Erkrankung verläuft in Schüben.* Die Beschwerden kommen und gehen.

In *Spätstadien* der Erkrankung können Teile der Wirbelsäule versteift sein. Die Kopfbewegung ist eingeschränkt. Der Kranke erreicht den Fußboden mit seinen Händen nicht mehr. Die Brustatmung wird durch Bauchatmung ersetzt. Es entsteht ein Kugelbauch. *Glücklicherweise kann die Erkrankung in jedem Stadium zum Stillstand kommen.* Versteifte Wirbelsäulenabschnitte bereiten keine Schmerzen mehr. Aber die Einschränkungen durch die Versteifung haben das Leben des an Bechterew Erkrankten gewandelt. Jahre der Ungewißheit - „Wie wird meine Krankheit verlaufen?“ - sind belastend. *Allgemeinsymptome* in akuten Krankheitsphasen mit Fieber, Müdigkeit, Gewichtsverlust, Blutarmut und immer wieder Schmerzen begleiten den Kranken. Manchmal sind auch *Herz und Lunge* in den Krankheitsprozeß einbezogen. *Hüft- und Schultergelenke* können zusätzlich versteifen. Der „steife“ Patient mit krummer Wirbelsäule kann seinen Gesprächspartnern nicht mehr in die Augen sehen, da er den Körper nicht aufrichten kann. Die oberen Regalreihen im Supermarkt sind für ihn unerreichbar. Das Autofahren bringt Probleme, da der Schulterblick nicht mehr möglich ist. Auch für den Fußgänger ist das Blickfeld eingeschränkt. Die Versteifung im Kreuz erschwert das Bücken, manchmal können Schuhe und Socken und sogar die Unterwäsche nicht an- oder ausgezogen werden. Der Liebesakt bereitet Schmerzen. Schon beim Umarmen oder Küssen des Partners kann es Probleme geben. Hinzu kommen Schwierigkeiten am Arbeitsplatz. Geliebte Freizeittätigkeiten müssen aufgegeben werden. Streß und Angst um die Zukunft verschlimmern das Leiden.

Glücklicherweise verlaufen viele Bechterew-Erkrankungen nicht so schwer. Viele Kranke - bevorzugt Frauen - empfinden nur leichte Schmerzen, die immer einige Monate andauern, die sie aber nicht ernsthaft beeinträchtigen.

Wie wird die Krankheit festgestellt?

Bei den beschriebenen frühen Krankheitszeichen muß der Arzt die Verdachtsdiagnose stellen. Als sicherstes Mittel der Diagnosebestätigung gilt die Röntgenaufnahme der Kreuz-Darmbein-Gelenke (Abbildung 7-15). Hier ist schon früh im Röntgenbild eine Veränderung sichtbar. Später, wenn weitere gelenkige Verbindungen der Wirbelsäule verknöchert und damit versteift sind, ist die Diagnose sehr einfach. Es kommt aber gerade darauf an, die Erkrankung frühzeitig zu erkennen, um rechtzeitig eine Behandlung einzuleiten. Eine Bechterew-Erkrankung in der Familie, das positive HLA-B27, Entzündungszeichen im Blut (beschleunigte Blutsenkung, erhöhtes Entzündungsprotein) sind weitere Hinweise auf einen „Bechterew".

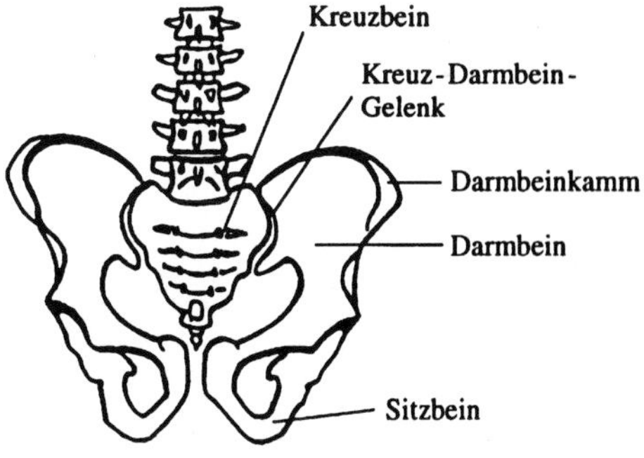

Abb. 7-15. Kreuz-Darmbein-Gelenke

Wie wird die Krankheit behandelt?

Das Leiden ist nicht heilbar. Die Krankheitssymptome können jedoch erheblich gemindert werden. Das wichtigste sind *gymnastische Übungen* und eine *begleitende physikalische Therapie.* Die Gymnastik muß die Wirbelsäule, den Brustkorb, die Muskulatur und auch die anderen

Gelenke des Körpers einbeziehen. Unter Anleitung einer Krankengymnastin ist das Übungsprogramm in Abhängigkeit vom Stadium der Erkrankung festzulegen. Im Wasser (Bewegungsbad) lassen sich viele Übungen leichter durchführen. Es muß aber täglich auch zu Hause geübt werden. Das Übungsprogramm gehört zum Tagesablauf jedes Erkrankten. Die Gymnastik verhindert ein Versteifen der Wirbelsäule in ungünstiger Stellung. Übungsprogramme für Bechterew-Patienten werden durch die „Deutsche Vereinigung Morbus Bechterew e.V." angeboten (siehe Kapitel 11).

Durch *Wärmeanwendung* (Fangopackung, Pelose, elektrischer Strom) wird die verspannte Muskulatur gelockert. Nützlich sind auch *Unterwassermassagen* oder klassische *Massagen*, um die Muskulatur zu entspannen. Bei akuten Schüben ist Wärme meist ungeeignet. Besonders bei Befall von peripheren Gelenken, wie der Kniegelenke, ist im Entzündungsschub *Kälte* sinnvoll. Schwierig sind die schmerzhaften Sehnenansätze zu behandeln. Manchmal ist Ultraschall sehr hilfreich. Bedeutsam ist das richtige Liegen des Erkrankten (siehe Kapitel 7 „Liegen und sitzen Sie richtig?"). Die Matratze sollte hart sein, ein flaches Kopfkissen ist günstig. Eine *Bauchlage* ist so lange wie möglich anzustreben. Sie wirkt der Verkrümmung der Wirbelsäule entgegen.

Natürlich kommen auch *Medikamente* zum Einsatz. Mittel der Wahl sind die kortisonfreien Rheumamittel (siehe Kapitel 7 „Kortisonfreie Rheumamittel"). Ihre Anwendung entspricht der bei der Rheumatoiden Arthritis. Sie werden - nach Rücksprache mit dem Arzt - so dosiert, wie es die Schmerzen erfordern. Nur in ganz akuten Stadien kommt auch eine vorübergehende Kortisontherapie in Frage (siehe Kapitel 7 „Kortison"). Bestehen starke Muskelverspannungen, können Medikamente, die die Muskelverspannung herabsetzen, eingenommen werden. Einen günstigen Effekt hat auch das Sulfasalazin (siehe Kapitel 7 „Basismedikamente"). Es kann das Fortschreiten der Erkrankung wie bei der Rheumatoiden Arthritis positiv beeinflussen. Sind die peripheren Gelenke mitbetroffen, kommen auch andere Basismedikamente zum Einsatz.

Natürlich kann Kortison in die akut erkrankten peripheren Gelenke gespritzt werden. Hier kommen auch operative Maßnahmen in Frage, die sich nicht grundsätzlich vom Vorgehen bei der Rheumatoiden Arthritis unterscheiden (siehe Kapitel 7 „Rheumachirurgie"). Bei erheblicher Behinderung durch starke Verkrümmung der Wirbelsäule können Aufrichtungsoperationen in speziellen Wirbelsäulenzentren in Frage kommen.

Für Patienten sind regelmäßige Kuraufenthalte (alle zwei Jahre eine stationäre Heilbehandlung) in mit der Erkrankung vertrauten Rehabilitationskliniken besonders wichtig. Umgestaltungen des Arbeitsplatzes müssen manchmal erkämpft werden. Als Freizeitsport sind Schwimmen und Skilanglauf sehr zu empfehlen.

Die meisten Erkrankten können ihrer beruflichen Tätigkeit weiterhin nachgehen. Allerdings sind schwere körperliche Belastungen und Aufenthalte in naßkalter Umgebung zu meiden. Am günstigsten ist eine Tätigkeit mit abwechslungsreichen Bewegungen.

Der Zusammenschluß von Bechterew-Kranken in Regionalgruppen der Deutschen Vereinigung Morbus Bechterew e.V. kann viele Vorteile bringen. Der Verein ist Mitglied im Bundesverband der Deutschen Rheuma-Liga. Die Kranken stützen sich gegenseitig, geben sich Ratschläge und lernen besser, mit ihrer Krankheit zu leben. Viele praktische Lebenshilfen gibt die Verbandszeitschrift „Bechterew-Brief".

Sonderformen entzündlich-rheumatischer Gelenk- und Wirbelsäulenerkrankungen

Gelenkentzündung bei Schuppenflechte (Arthritis psoriatica)

Die Schuppenflechte oder Psoriasis (griechisch psora - Räude) ist eine in Schüben verlaufende, chronisch-entzündliche, nichtansteckende Hauterkrankung. Sie betrifft 1 bis 2% der Bevölkerung. 15% der Kranken mit Schuppenflechte entwickeln eine Gelenkentzündung (Arthritis psoriatica). Bei zwei Drittel der Betroffenen geht die Schuppenflechte der Gelenkentzündung voraus. Beide Erkrankungen können auch gleichzeitig beginnen, oder die Psoriasis folgt der Arthritis erst nach Jahren.

Die Schuppenflechte beginnt meist zwischen dem 20. und 40. Lebensjahr, die begleitende Gelenkentzündung tritt in der Regel zehn Jahre später auf (30. bis 50. Lebensjahr). Oft sehen die Betroffenen gar keinen Zusammenhang zwischen ihrer Hauterkrankung und den Gelenkbeschwerden. Auch die Ärzte wissen bisher nur wenig über die ursächlichen Beziehungen zwischen Psoriasis und Arthritis. Es gibt eine erbliche Veranlagung für beide Erkrankungen. Verschiedene äußere Faktoren wie Infektionen, Verletzungen oder Streß können zum Ausbruch der Schuppenflechte beitragen.

Bei der *Psoriasis* werden mehr oder weniger große, scharf begrenzte Hautbezirke, die gerötet und verdickt erscheinen, von trockenen, silberglänzenden, in sich zerbröckelnden Schuppen bedeckt. Die Hautärzte unterscheiden verschiedene Formen der Schuppenflechte, auf die hier nicht näher eingegangen wird (Einzelheiten siehe Johannes Müller (1995). Mit Psoriasis leben - Umgang und Linderung. Serie Gesundheit Piper /C&H)

Die *Gelenkentzündung* beginnt an einem oder wenigen Gelenken. Häufig zeigt erst ein Kniegelenk eine Arthritis. Die Entzündung entwickelt sich in wenigen Tagen, sie kann dann bald wieder abflauen, und es vergehen Monate bis ein anderes Gelenk erkrankt. Zwischen einzelnen Gelenkschüben vergehen lange Zeiträume ohne jegliche Entzündung. Viele Kranke mit Schuppenflechte klagen nur gelegentlich über Gelenkschmerzen, ohne daß es jemals zu einer Gelenkentzündung kommt. Häufig sind die Endgelenke der Finger schmerzhaft entzündet, oder es sind alle Gelenke eines Fingers oder Zehs

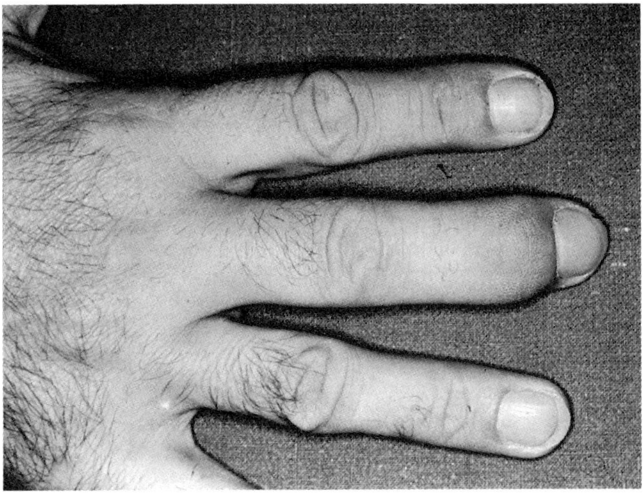

Abb. 7-16. Wurstfinger bei Arthritis psoriatica

betroffen. Dann sind Finger oder Zeh zylindrisch aufgetrieben, da neben den Gelenken auch die umgebenden Weichteile mitbetroffen sind. Man spricht von „Wurstzeh" oder „Wurstfinger" (Abbildung 7-16).

Im Gegensatz zur Rheumatoiden Arthritis fehlen oft stärkere Gelenkergüsse in den kleinen Gelenken. Die Schmerzen können trotzdem sehr intensiv sein. Auch ein Sehnenbefall im Handgelenksbereich oder Rheumaknoten kommen bei der Arthritis psoriatica nicht vor.

Bei jedem 4. Kranken sind auch die *Kreuz-Darmbein-Gelenke* befallen. Selten kommen auch weitere entzündliche Erkrankungen an der Wirbelsäule wie bei der Bechterew-Erkrankung (siehe Kapitel 7 „Bechterew-Krankheit") vor. Bei diesen Betroffenen ist häufig der Gewebefaktor HLA-B27 nachweisbar. Die Entzündung der Kreuz-Darmbein-Gelenke verläuft meist milder als bei der Bechterew-Krankheit und bereitet weniger Schmerzen.

Oft schmerzen die *Ansatzstellen der Sehnen* am Knochen, zum Beispiel im Bereich der Achillessehne am Fersenbein oder an der Fußsohle wie auch am Sitzbein. Orthopädische Schuhzurichtungen, weiche Einlagen beziehungsweise gut gepolsterte weiche Sitzflächen sind dann erforderlich.

Gelegentlich tritt auch eine *Regenbogenhautentzündung* auf.

Im *Blut* zeigen sich Hinweise auf eine Entzündung (beschleunigte Blutsenkung, erhöhtes Entzündungsprotein). Der *Rheumafaktor* (siehe Kapitel 6) *ist nicht nachweisbar.*

Es gibt typische Veränderungen der Gelenke im *Röntgenbild* mit teilweiser Zerstörung der Gelenkflächen, Knochenanbauten und Versteifungen.

In der Regel verläuft die Arthritis bei einer Schuppenflechte deutlich leichter als die Rheumatoide Arthritis. Die Betroffenen sind meist erwerbsfähig. Es bestehen lange beschwerdefreie Perioden. Die Gelenkentzündung bleibt überwiegend auf wenige Gelenke beschränkt. Ein sehr kleiner Teil der Kranken, besonders bei Beginn der Arthritis in der Jugend, hat jedoch erhebliche Deformierungen der Gelenke mit großen Schmerzen und starker Einschränkung der Beweglichkeit.

Bei der Arthritis psoriatica sind sowohl die Haut als auch die Gelenke zu behandeln. Hautarzt und Rheumatologe müssen eng zusammenarbeiten. Zur Behandlung der Haut sei auf die Empfehlungen der Hautärzte verwiesen.

Die Arthritis wird medikamentös in erster Linie mit kortisonfreien *Rheumamitteln* behandelt. Es sind die gleichen Grundsätze wie bei der Rheumatoiden Arthritis (siehe Kapitel 7 „Kortisonfreie Rheumamittel") zu befolgen. Kortison kommt nur bei schwerster Arthritis für kurze Zeit in Frage. Nach Absetzen des Kortisons ist mit einer Verschlechterung des Hautbefundes zu rechnen. Wie bei der Rheumatoiden Arthritis ist auch bei Arthritis psoriatica eine Basistherapie angebracht. Sulfasalazin oder Methotrexat sind die am häufigsten verwandten Medikamente. Methotrexat hat nicht nur einen sehr günstigen Effekt auf die Gelenke, sondern auch die Haut bessert sich unter dieser Behandlung.

Vitamin A-Abkömmlinge, die Rentinoide, beeinflussen ebenfalls sowohl die Haut als auch den Gelenkbefall günstig. Diese Präparate sind nur sehr schweren Formen vorbehalten und bedingen wegen möglicher Nebenwirkungen sehr engmaschige ärztliche Kontrollen. Auch ein weiteres modernes Präparat, das Cyclosporin A, kann unerwünschte Effekte haben, so daß es ebenfalls nur bei den schwersten Formen der Erkrankung angewandt wird.

Physiotherapie und operative Maßnahmen entsprechen dem Vorgehen bei der Rheumatoiden Arthritis (siehe dort).

Gelenkentzündungen bei nicht infektiösen chronisch-entzündlichen Darmerkrankungen

Nicht infektiöse (nicht ansteckende) chronisch-entzündliche Darmerkrankungen gehen gelegentlich mit Gelenkentzündungen einher. Es handelt sich dabei um die Dickdarmentzündung *Colitis ulcerosa* (Colon - Grimmdarm, Teil des Dickdarms; Colitis - Entzündung des Dickdarms; Ulcus - Geschwür), die *Crohn-Krankheit* (nach dem amerikanischen Arzt B. B. Crohn, geb. 1884) und die *Whipple-Krankheit* (nach dem amerikanischen Arzt G. H. Whipple, 1878-1976).

Häufig treten die Darmkrankheiten zwischen dem 20. und 30. Lebensjahr auf. Sie betreffen Männer und Frauen gleichermaßen (Ausnahme: Whipple-Krankheit! Männer erkranken zehnmal mehr als Frauen). Die Darmerkrankungen verlaufen in Schüben. Bei der Crohn-Krankheit bestehen *schleimig-eitrige Durchfälle*, manchmal auch *Eitergeschwüre* (Abszesse) am After. Kleine röhrenförmige Verbindungen *(Fisteln)* zwischen Mastdarm und After durch das Gewebe hindurch sind möglich. Nicht selten wird die Diagnose Crohn-Krankheit während einer Blinddarmoperation gestellt. Die *Beschwerden* im Bauch *ähneln* gelegentlich denen einer *Blinddarmentzündung* und führen zur Operation. Der Operateur findet keine Blinddarmentzündung, wohl aber den entzündeten Darm bei Crohn-Krankheit. Bei der geschwürigen Dickdarmentzündung (Colitis ulcerosa) bestehen *krampfartige Bauchschmerzen* und *blutig-schleimige Durchfälle.* Der *Stuhl* ist bei der Whipple-Krankheit stinkend und *fettig glänzend.* Es werden große Mengen abgesetzt. Der Kranke magert ab.

Zwischen 10 und 20 % der Kranken mit den beschriebenen Darmerkrankungen (bei Whipple-Krankheit 70 - 90 %) entwickeln eine *Gelenkentzündung*. Diese tritt meist gleichzeitig mit der Darmentzündung auf. Sie kann der Darmkrankheit auch erst nach Monaten und Jahren folgen. Verschlimmert sich die Darmentzündung, ist auch die Gelenkentzündung stärker.

Bei 15 % der Darm-Kranken wird auch eine *Entzündung der Kreuz-Darmbein-Gelenke* (Abbildung 7-15) beobachtet. Sie geht oft der Darmentzündung voraus. Hier besteht keine Beziehung zwischen dem Schweregrad der Darmentzündung und dem der Kreuz-Darmbein-Gelenkentzündung.

5 % der Patienten mit Colitis ulcerosa oder Crohn-Krankheit entwickeln eine typische *Bechterew-Krankheit* (siehe Kapitel 7 „Bechterew-Krankheit“). Auch diese kann der entzündlichen Darmkrankheit um Jahre vorausgehen.

Die Ursache der Erkrankungen ist unbekannt. Es bestehen Beziehungen zum HLA-System (siehe Kapitel 7 „Bechterew-Krankheit"). Eine Fehlregulation des Immunsystems (siehe Kapitel 6) wird angenommen.

Wie verläuft die Gelenkentzündung?

Die Gelenkentzündung (Arthritis) betrifft meist nur wenige Gelenke, die asymmetrisch (kein gleichzeitiges Auftreten an den entsprechenden Gelenken beider Beine oder Arme) befallen sind. Die Arthritis mit Schmerzen, Schwellung, Überwärmung und Bewegungsbehinderung des Gelenkes beginnt ganz plötzlich. Sie entwickelt sich innerhalb eines Tages. Knie-, Sprung- und Zehengrundgelenke sind am häufigsten betroffen. Bei der Hälfte der Kranken hält die Gelenkentzündung nicht länger als vier Wochen an. Allenfalls 5 % haben Beschwerden an ihren Gelenken, die länger als ein Jahr andauern. Rückfälle der Arthritis sind leider möglich. Eine Gelenkzerstörung wie bei einer Rheumatoiden Arthritis tritt in der Regel nicht auf. Die Gelenkschübe werden mit zunehmender Krankheitsdauer der Darmentzündung seltener.

Eine begleitende Entzündung der Kreuz-Darmbein-Gelenke verläuft oft ohne Schmerzen. Sie wird gelegentlich erst bei einer Röntgenuntersuchung entdeckt. Die wenigen Kranken, die zusätzlich zur Darmentzündung eine Bechterew-Krankheit entwickeln, zeigen die selben Krankheitszeichen wie die an Bechterew Erkrankten ohne Darmentzündung.

Neben der Gelenkentzündung sind Schmerzen an den *Sehnenansätzen,* besonders der Achillessehne am Fersenbein oder der Oberschenkelmuskulatur an der Kniescheibe, häufig. In akuten Phasen der Darmentzündung können an den Unterschenkeln schmerzhafte rote Knoten in der Haut und im Unterhautfettgewebe - Erythema nodosum -(griechisch erythema - Röte und lateinisch nodus -Knoten) auftreten. Kleine Geschwüre im Mund, die Aphthen (griechisch aphtha - Mundausschlag), Augenentzündungen sowie Entzündungen von Harnröhre, Vorsteherdrüse und Muttermund werden ebenfalls bei manchen Kranken beobachtet.

Bei den Laboruntersuchungen sind *Entzündungszeichen* (erhöhte Blutsenkungsgeschwindigkeit) nachweisbar. Der Rheumafaktor (siehe Kapitel 6) fehlt. Die entzündliche Darmerkrankung wird durch Spiegelung des Darmes mit Entnahme einer winzigen Gewebeprobe zur feingeweblichen Untersuchung und/oder durch Röntgenuntersuchung gesichert.

Welche Behandlungsmöglichkeiten bestehen?

Die Arthritis wird mit *kortisonfreien Rheumamitteln* (siehe Kapitel 7 „Kortisonfreie Rheumamittel“) behandelt. Gelegentlich kann sich dadurch die Darmentzündung wieder verschlechtern. *Kortison* ist nur notwendig, wenn es die Schwere der Darmentzündung erfordert. Die Gelenkentzündung kann jedoch gut mit Kortison-Spritzen in das Gelenk beeinflußt werden. In vielen Fällen genügt bereits Kühlung des entzündeten Gelenks. *Sulfasalazin* (siehe Kapitel 7 „Basismedikamente“) hat einen günstigen Effekt sowohl auf die Darmerkrankung als auch auf die Arthritis. Hat sich das Bild der Bechterew-Krankheit entwickelt, so gelten die Behandlungshinweise für diese Erkrankung (siehe Kapitel 7 „Bechterew-Krankheit“). Auf die Behandlungsmethoden der entzündlichen Darmerkrankungen soll hier nicht näher eingegangen werden. In Deutschland existieren Selbsthilfegruppen für Kranke mit Colitis ulcerosa und Crohn-Krankheit (Adressen siehe Kapitel 11; weitere Angaben „Morbus Crohn und Colitis ulcerosa“ von H. Jeuss und F. Hartmann in dieser Reihe).

8 Verschleiß- und Abnutzungserkrankungen

Verschleiß- und Abnutzungserscheingungen an den Gelenken werden *Arthrosen* (griechisch arthros - Gelenk, Glied) genannt. Sie sind die am meisten verbreiteten Gelenkerkrankungen und bilden die Hauptursache der Bewegungsbehinderung für Frauen und Männer ab dem 50. Lebensjahr. Nicht nur wir Menschen sind von der Arthrose betroffen, sondern auch Tiere, wie Pferd und Hund. Erst seit Anfang unseres Jahrhunderts unterscheiden die Ärzte zwischen einer entzündlichen Gelenkerkrankung (Arthritis) und einer Arthrose.

Obwohl Arthrosen die Lebenserwartung der Betroffenen nicht beeinflussen, kann die Lebensqualität durch ständige Schmerzen und Bewegungsbehinderung ganz erheblich eingeschränkt sein. Der Gelenkverschleiß beginnt bereits im zweiten Lebensjahrzehnt. In dieser Zeit bestehen noch keinerlei Krankheitszeichen. Mit 40 Jahren zeigen über 90 % aller Frauen und Männer bei genauer Untersuchung Hinweise für eine Arthrose.In diesem Alter haben nur die wenigsten Beschwerden. Sehr oft macht sich die Arthrose um das 50. bis 60. Lebensjahr bemerkbar. Frauen erkranken häufiger als Männer. Folgende Gelenke werden von Arthrose betroffen:

Knie > Hüfte > Finger > Schultern
seltener: Sprung-, Hand- und Ellenbogengelenke.

Warum entstehen Arthrosen?

Über die *Ursachen* der Arthrosen wird noch viel geforscht (Abbildung 8-1). Alter, Übergewicht, Sport mit häufigen, oft unbemerkten Gelenkverletzungen, Über- sowie Fehlbelastungen der Gelenke, zum Beispiel im Beruf, Stoffwechselstörungen oder Gelenkentzündungen sind Faktoren, die zu einer Arthrose führen. Bedeutsam sind weiterhin eine erbliche Veranlagung und angeborene Gelenkfehlstellungen. Eine Arthrose entsteht immer dann, wenn ein *Mißverhältnis zwischen der*

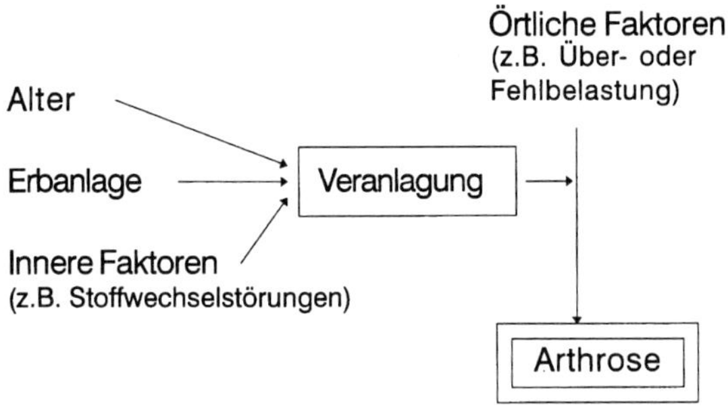

Abb. 8-1. Ursachen der Arthrosen

Belastbarkeit des Gelenkknorpels und seiner Belastung vorliegt (Abbildung 5-2).

Es scheint so, als wären Knie- und Hüftgelenke mit ihrem Knorpel als Stoßdämpfer noch nicht ausreichend für den aufrechten Gang des Menschen vorbereitet. Verschleißerscheinungen mit zunehmendem Alter sind unausbleiblich.

Der Knorpel hat eine weiß-bläuliche Farbe. Er enthält keine Blutgefäße. Seine Ernährung erfolgt über die Gelenkflüssigkeit. Im Laufe des Lebens verliert der Knorpel Wasser. Er wird rissig. An seiner Oberfläche bilden sich Furchen. Schließlich schilfert er teilweise ab (siehe Kapitel 5). Die dadurch entstandenen erhöhten Gleitwiderstände im Gelenk erfordern größere Muskelkraft. Somit hat die am erkrankten Gelenk ansetzende Muskulatur eine erhöhte Spannung (gesteigerter Muskeltonus). Diese führt auf die Dauer zu muskelkaterähnlichen Beschwerden. Die Spannung der Muskulatur kann aber auch ganz plötzlich nachlassen. Betroffene berichten: „Meine Beine gehorchen mir nicht mehr" oder „Mir knicken meine Beine weg".

Die Belastbarkeitsgrenze des Knorpels wird durch Übergewicht, Sport und Beruf häufig überschritten (Abbildung 8-2).

Springer bekommen eine Arthrose der Sprunggelenke. Fußballspieler leiden an Knie- und Sprunggelenkarthrosen. Beim Speerwerfer sitzt die Arthrose im Ellenbogengelenk. Der Bergarbeiter in der Kohlengrube wird von der Kniegelenkarthrose geplagt und das Schultergelenk erkrankt nach jahrelanger beruflicher Tätigkeit mit einem Preßlufthammer.

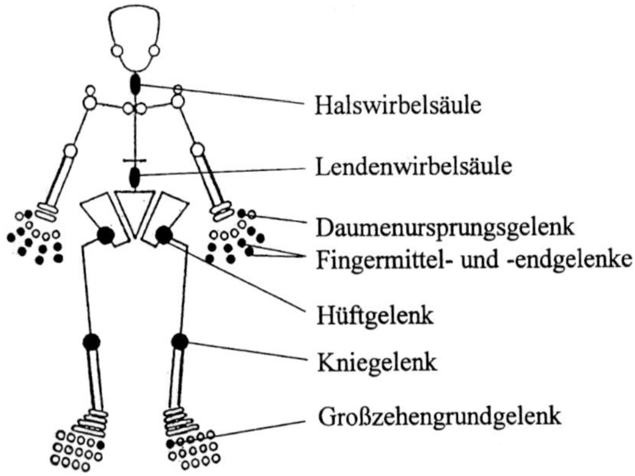

Abb. 8-2a. Wo sitzt die Arthrose

Angeborene O- und X-Beine oder Hüftgelenkfehlstellungen führen frühzeitig durch Fehlbelastung des Knorpels zu Verschleißerscheinungen. Da bei diesen Fehlstellungen die Gelenkflächen nicht achsengerecht zueinander stehen, wird der Knorpel nur punktförmig belastet und damit an dieser Stelle überlastet. Meniskusverletzungen und -operationen oder nicht passend verheilte Knochenbrüche führen aus entsprechenden Gründen zur Knorpelfehlbelastung.

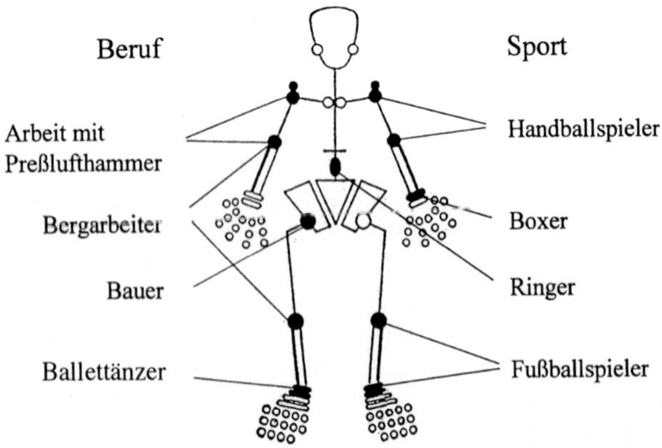

Abb. 8-2b. Die Rolle von Sport und Beruf bei der Arthroseentstehung

Ein entzündetes Gelenk, wie bei der Rheumatoiden Arthritis, entwickelt meist zusätzlich eine Arthrose.

Zuckerkrankheit, Fettstoffwechselstörungen, Gicht, Hormonstörungen von Schilddrüse und Keimdrüsen beeinflussen die Knorpelernährung und erhöhen das Arthroserisiko ebenfalls.

Von besonderer Bedeutung ist das Körpergewicht für die Arthroseentstehung. Übergewichtige Frauen leiden sehr häufig an einer Kniegelenkarthrose.

Die Festigkeit des Knorpels wird durch die Eigenschaften der Knorpelzellen und Knorpelfasern, durch die Gelenkflüssigkeit, die den Knorpel ernährt, und durch die individuelle Durchblutung der angrenzenden Strukturen bedingt. Ruhe schadet dem Knorpel genauso wie extreme Belastung. Am günstigsten ist der ständige Wechsel zwischen Be- und Entlastung der Gelenke, dadurch wird die bestmögliche Knorpelernährung gewährleistet.

Nur eine straffe Gelenkkapsel mit ihren Bändern und ihrer Muskulatur garantiert ein gutes Gelenkspiel. Somit kann durch Verletzungen von Bändern und Muskulatur das optimale Funktionieren des Gelenks ebenfalls beeinflußt werden und sich eine Arthrose entwickeln.

Je nach Schweregrad und Einflußdauer der geschilderten Faktoren resultieren nach Jahren schwere Verschleißerscheinungen an der Knorpeloberfläche. Der abgeschilferte Knorpel wirkt nicht mehr genügend als Stoßdämpfer. Druck und Stöße, die das Gelenk treffen, werden nun ungedämpft auf den angrenzenden Knochen weitergeleitet. Dieser verdickt. Die Reste des weichen Knorpels werden zwischen den harten Knochen zerrieben. Neu gebildete Randzacken am Knochen sollen die kraftaufnehmende Auflagefläche vergrößern. Sie vermindern jedoch die Gelenkbeweglichkeit. Abgeschliffene Knorpelstücke und Randzacken des Knochens können die Gelenkinnenhaut reizen. Diese reagiert mit vermehrter Bildung von Gelenkflüssigkeit. Ein Gelenkerguß entsteht. Das Gelenk schmerzt und ist in seiner Beweglichkeit noch weiter eingeschränkt.

Knie- und/oder Hüftgelenkarthrosen

Eine strenge Beziehung zwischen dem Schweregrad der Knorpelzerstörung und den Beschwerden, an denen der Betroffene leidet, existiert nicht. Eine Arthrose kann sehr lange ohne jegliche Krankheitszeichen bestehen („stumme" Arthrose). Zuerst kommt es zum schnellen Ermüden und zu Schwäche des erkrankten Gelenks. Später zeigt sich bei Bewegungsbeginn ein *Steifigkeitsgefühl* oder sogar ein *Anlauf- oder Einlaufschmerz.* Nach längerem Liegen oder auch Sitzen muß der Kranke erst einige Schritte mühsam gehen, bis sich die unebenen Knorpelflächen im Knie- und Hüftgelenk einander angepaßt haben, eine mehr oder weniger reibungslose Gleitbewegung möglich ist und das Gehen beschwerdefrei wird. Dieser Vorgang dauert nur wenige Minuten. Nach längeren Wegstrecken stellt sich dann ein *Belastungsschmerz* ein. Nach kurzer Zeit der Ruhe verschwindet er wieder.

Je schwerer die Arthrose ist, um so kürzer werden die Strecken, die der Betroffene schmerzfrei zurücklegen kann. In diesem Stadium verstärkt naßkalte Witterung die Symptome. Wärme (auch lokal auf das Arthrose-Gelenk) wird als angenehm empfunden. Bei Gelenkbewegungen, besonders im Knie, spürt die aufgelegte Hand ein regelrechtes *„Gelenkknarren“.* Diese Geräusche können sogar hörbar sein. Schließlich reicht eine geringe Überlastung, beispielsweise eine längere Wanderung, und die Arthrose wird „aktiv“. Ein Kniegelenkerguß tritt auf. Das Gelenk ist heiß, dick und schmerzt. Eine *aktivierte Arthrose* oder ein *Reizerguß* ist entstanden (Abbildung 8-3).

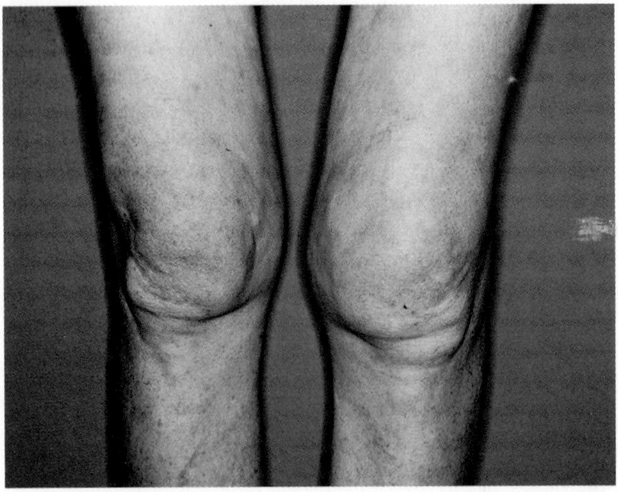

Abb. 8-3. Linksseitige Kniegelenkarthrose

Nun bereitet das Gelenk sowohl bei Bewegung als auch in Ruhe Beschwerden. Der Schmerz strahlt in die umgebenden Weichteile aus. Die Muskulatur ist verspannt. Die Schmerzen verstärken sich besonders beim treppab Gehen. Die Kniegelenkarthrose betrifft häufig kleine übergewichtige Frauen, die meist noch zusätzlich an Krampfadern leiden.

Die Schmerzen bei Hüftgelenkarthrose strahlen in die Leistenregion, ins Gesäß oder in den Oberschenkel, nicht selten bis zum Knie, aus. Die Knieschmerzen können dann als Kniegelenkarthrose fehlinterpretiert werden. Bei schwerer Hüftgelenkarthrose hinkt der Kranke. Die Gelenkbeweglichkeit ist deutlich eingeschränkt. Fehlstellungen des Beines täuschen eine Beinverkürzung vor. Gesäß- und Oberschenkelmuskulatur können sich zurückentwickeln (Muskelatrophie). Nicht selten kommt ein tiefsitzender Rückenschmerz hinzu. Die Hüftgelenkarthrose tritt häufig einseitig auf.

Die *Diagnose* Arthrose ergibt sich aus den Krankheitszeichen, die der Kranke schildert, dem Untersuchungsbefund (schmerzhafte Bewegungseinschränkung, Gelenkknarren, knöcherne Umfangsvermehrung, eventuell Reizerguß), den fehlenden Entzündungszeichen im Blut (Ausnahme: Reizerguß) und aus typischen Zeichen bei der Röntgenuntersuchung des betroffenen Gelenks.

Krankheitszeichen der Arthrose

- Steifigkeitsgefühl
- Anlauf- und Einlaufschmerz
- Belastungsschmerz
- Bewegungsbehinderung
- Muskelverspannung
- Gelenkknarren
- Reizerguß

Fingergelenkarthrosen

Die Fingergelenkarthrosen (Abbildung 8-4) werden ererbt. Frauen sind öfter betroffen. Die Beschwerden beginnen oft in den ersten Jahren der Menopause. Die *Heberden-Knoten* (nach dem englischen Arzt W. Heberden, 1710 - 1801) sind die häufigste und auffälligste Arthroseform an den Fingergelenken. Die Knoten an den Fingerendgelenken entwickeln sich langsam - meist am Zeigefinger beginnend - mit geringen oder ohne Schmerzen. Manchmal bilden sich kleine, prallelastische schmerzhafte Zysten im Bereich der Fingerendgelenke. Sie haben Verbindung zu den Sehnen, die die Fingerendglieder strecken. Zeitweilig entleert sich aus den Zysten Flüssigkeit. In seltenen Fällen kann die Fingerendgelenkarthrose sehr schmerzhaft sein. Dann ist eine regelrechte Gelenkzerstörung nachweisbar. Das Gelenk erscheint auch entzündet und ist heiß. Die Beweglichkeit ist deutlich behindert. Die Heberden-Knoten dürfen nicht mit einer Gicht verwechselt werden. Meistens sind die Heberden-Knoten nur kosmetisch störend und stellen keine stärkere Belästigung für die Betroffenen dar.

Anders ist das mit der Arthrose der *Fingermittelgelenke.* Diese schmerzt oft erheblich. Die Gelenke sind knöchern verdickt. Es bestehen Steifigkeits- und Spannungsgefühl. Der Schmerz kann bei Bewegung und in Ruhe auftreten.

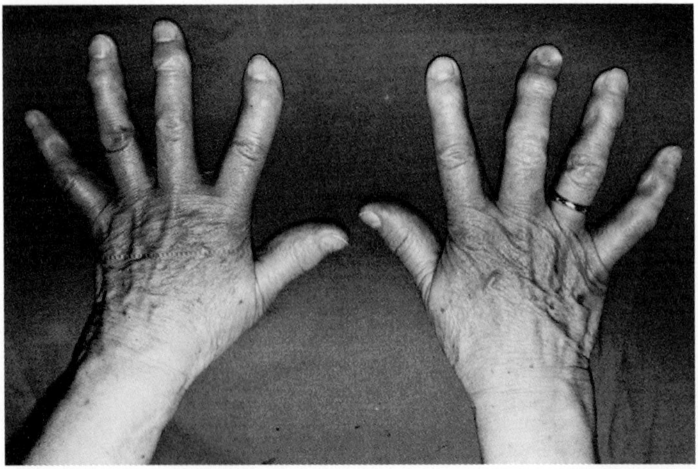

Abb. 8-4. Fingergelenkarthrosen

Am unangenehmsten ist die Arthrose am *Daumenursprungsgelenk.* Sie tritt meist gemeinsam mit den bereits beschriebenen Fingergelenkarthrosen auf. Schlüssel drehen, Wäsche auswringen und andere Tätigkeiten sind wegen der wichtigen Greiffunktion des Daumens äußerst schmerzhaft. Vielfach besteht noch eine zusätzliche Arthrose in den benachbarten Gelenken der Handwurzel. Bei dieser Arthrose verschwindet der Daumen oft unter der Handfläche (Abbildung 8-5).

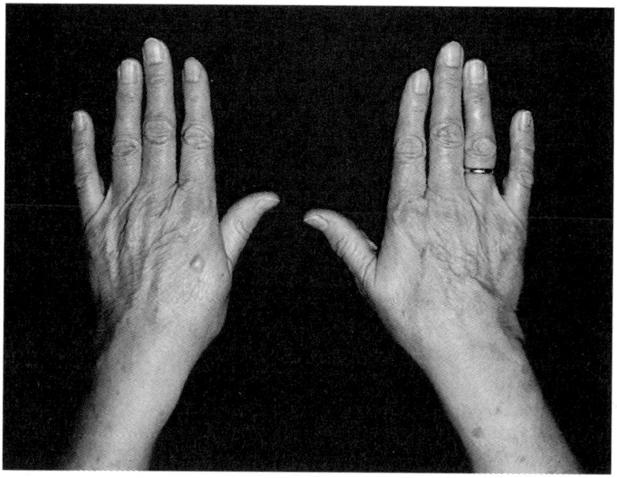

Abb. 8-5. Arthrose von Daumengrundgelenk und angrenzenden Handwurzelknochen der linken Hand

Bei den Fingerarthrosen bestehen häufig mehr Befürchtungen und Ängste im Hinblick auf das Ausmaß des Funktionsverlustes als tatsächlich berechtigt sind. Allerdings sind die Feinbewegungen der Finger, die beispielsweise für Nähen oder Stricken gebraucht werden, deutlich behindert.

Großzehengrundgelenkarthrosen

Bei einer Großzehengrundgelenkarthrose - oft im Rahmen von Fußdeformitäten wie Spreiz- und Plattfuß, nach Verletzungen oder bei Gicht - ist die Bewegung im Großzehengrundgelenk schmerzhaft. Das

Gelenk kann versteifen. Der Fuß rollt beim Gehen nicht mehr richtig ab. Spezialschuhversorgungen durch den Orthopädieschuhmacher sind notwendig. Auch Operationen sind möglich.

Welche Behandlungsmöglichkeiten bestehen bei einer Arthrose?

Eine dauerhafte Besserung der Arthrose erfordert neben dem Behandeln der Krankheitszeichen auch ein Beeinflussen ihrer Ursachen. Leider ist ein einmal bestehender arthrotischer Defekt nicht mehr zu beseitigen.

Ausschalten der Ursachen

Bei einer Arthrose der gewichttragenden Gelenke (wie Hüfte, Knie) steht die Normalisierung des Körpergewichts an erster Stelle. Das Normalgewicht errechnet sich aus folgender Formel: Normalgewicht (kg) = Körpergröße (cm) - 100. Noch besser ist es, ein Idealgewicht anzustreben (Normalgewicht minus 10 %). Angeborene Fehlstellungen der Gelenke sollten rechtzeitig operativ korrigiert werden. Eine längere Ruhigstellung arthrotischer Gelenke ist zu vermeiden, da für die bestmögliche Knorpelernährung ein Wechselspiel zwischen Be- und Entlastung nötig ist. In Beruf und Sport sind Über- oder Fehlbelastungen auszuschließen.

Behandlung der Symptome

Eine stumme Arthrose, die nur im Röntgenbild sichtbar ist und vielleicht mit Gelenkknarren einhergeht, braucht nicht mit Medikamenten behandelt zu werden. Bei der Arthrose-Krankheit steht die *Schmerzbehandlung* im Vordergrund. Der Teufelskreis der Arthrose muß durchbrochen werden (Abbildung 8-6).

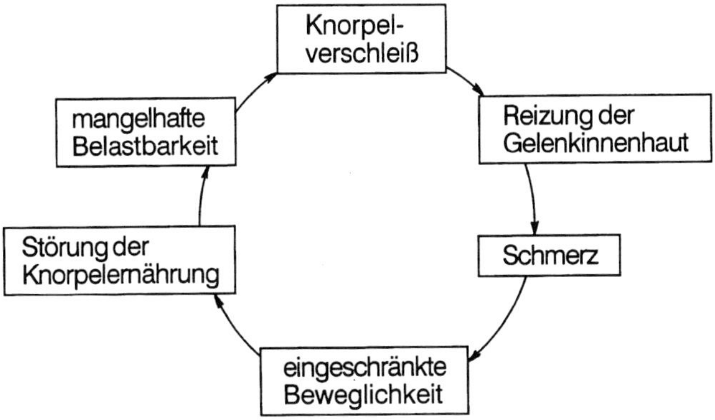

Abb. 8-6. Teufelskreis der Arthrose

Vorübergehend ist bei allen aktivierten Arthrosen die Anwendung von *kortisonfreien Rheumamitteln* sinnvoll. Ihre Anwendung entspricht der bei Rheumatoider Arthritis (siehe Kapitel 7 „Kortisonfreie Rheumamittel"). Durch die Beseitigung von Schmerz und begleitender Entzündung kann das arthrotische Gelenk wieder besser bewegt werden. Ist der Schmerz eingedämmt, bestehen günstige Voraussetzungen für die Übungsbehandlung.

Bei der Anwendung von Schmerzmitteln (kortisonfreie Rheumamittel oder reine Schmerzmittel) sei bedacht, daß durch Unterdrückung des Schmerzes das Mißverhältnis zwischen Belastung und Belastbarkeit des Knorpels nicht mehr signalisiert wird. Das Gelenk ist nun keinesfalls wieder voll belastbar. Das Prinzip der Gelenkschonung bei ausreichender Bewegung muß weiterhin bewahrt werden.

Kortison sollte bei einer aktiven Arthrose nur lokal als Gelenkspritze angewandt werden (siehe Kapitel 7 „Gelenkspritzen"). Die Entzündung wird meist rasch und wirksam unterdrückt. Die Gelenkspritzen dürfen aber nicht beliebig oft wiederholt werden, da Kortison langfristig den Knorpelstoffwechsel verschlechtert. Es gilt die Regel, daß Kortisoninjektionen in das Gelenk nicht fortgesetzt werden sollten, wenn dreimalige Gaben in mehrmonatigen Abständen nicht zum langanhaltenden Rückgang der Entzündung führen. Günstig kann auch der Effekt einer *Synoviorthese* sein (siehe Kapitel 7 „Gelenkspritzen").

Gele, Sprays und Cremes, die lokal anzuwenden sind, enthalten entweder kortisonfreie Rheumamittel oder durchblutungsfördernde

Substanzen. Sie sind bei den Kranken sehr beliebt und werden als wohltuend empfunden.

Bisher sind keine Medikamente auf dem Markt, die zerstörten Knorpel bei einer Arthrose wieder aufbauen könnten. Leider haben die Präparate aus Bestandteilen der Knorpelgrundsubstanz oder tierische Knorpel-Knochenmark-Extrakte, die in den Muskel oder in die Gelenke gespritzt werden, keinen sicheren knorpelaufbauenden Effekt.

Bewegungstherapie. „Wer rastet, der rostet". Beim ruhenden Gelenk wird auch die Gelenkflüssigkeit nicht bewegt und durchmischt. Die Knorpelernährung leidet. Bewegung ist daher das beste Mittel, um die Knorpelernährung zu verbessern. Bewegung verhindert auch das Verkürzen von Bändern und Muskeln und das Schrumpfen der Gelenkkapsel. Eine Überlastung der Gelenke durch die Bewegungstherapie muß aber vermieden werden. Es darf immer nur bis zum Erreichen der Schmerzgrenze geübt werden. Nach Festlegung des Übungsprogramms durch den Arzt leitet die Krankengymnastin den Betroffenen an. Sie dehnt die verkürzten Muskeln in Gelenknähe und kräftigt durch gezielte Übungen unterentwickelte Muskelgruppen. Häufig ist es sinnvoll, vor den Übungen Wärme (Heißluft, Pelose, Moor) anzuwenden. Das tägliche *Gymnastikprogramm* zu Hause muß der Kranke allein durchführen. Der Übungsplan ist mit dem Arzt zu besprechen. Schriftliche Gymnastikanleitungen liegen in verschiedenen Variationen vor. Der Arzt wird eine sinnvolle Übungswahl, die dem Krankheitsstadium angemessen ist, treffen. Auch der *Sport* ist wichtig. Für arthrotische Gelenke sind *Fahrradfahren* (das Körpergewicht wird vom Sattel getragen, Hüft- und Kniegelenke bewegen sich unter verminderter Last) und *Schwimmen* (der Auftrieb des Wassers wird genutzt) besonders geeignet.

Wärme in jeder Form hat bei einer Arthrose sehr wohltuende Wirkung. Dabei ist es gleich, ob sie als Packung (Pelose, Moor, Paraffin), Bad, Heißluft, Kurz- oder Mittelwellenbestrahlung oder als Ultraschall zugeführt wird. Durch Wärme entspannt sich auch dic Muskulatur. Die Durchblutung wird gefördert. Die Knorpelernährung bessert sich. Ein morgendliches Bad bringt Muskelentspannung und Schmerzlinderung und erleichtert die anschließende Bewegungstherapie. Bei einem Reizerguß ist Wärme jedoch falsch. Hier ist Kälte in Form von Kühlgelen, Eis, Kaltluft und ähnliches (siehe Kapitel 7 „Wärme- oder Kältebehandlung") angezeigt.

Massagen lockern die Muskulatur und verbessern die Durchblutung. So entsteht ein indirekter Einfluß auf das Gelenk. Oft ist nach einer Massage die Übungsbehandlung leichter durchführbar.

Operative Eingriffe am Gelenk haben vielen Arthrotikern ihre Mobilität wiedergegeben. In einigen Fällen ist die operative Entfernung der Gelenkinnenhaut sinnvoll. Diese Methode ist geeignet, längere Zeit Linderung zu verschaffen, wenn der Knorpel noch gut erhalten ist, aber häufig Reizergüsse auftreten (siehe Kapitel 7 „Rheumachirurgie"). Häufig wird der Operateur auch eine *Gelenktoilette* durchführen. Dabei glättet er den Knorpel, ersetzt Defekte, trägt Knochenzacken ab, entfernt geschädigten und abgeschilferten Knorpel und zerstörte Menisken. Ist die Arthrose weit fortgeschritten, kommt ein Gelenkersatz durch ein künstliches Gelenk in Frage. Diese Gelenkprothese ahmt die Bewegungen des ursprünglichen Gelenks nach. Kunstgelenke werden am häufigsten für Hüfte und Knie verwandt. Selten wird auch eine Gelenkversteifung (meist des Sprunggelenks) notwendig.

Die *Ernährung* sollte so ausgerichtet sein, daß ein Normalgewicht oder besser ein Idealgewicht erreicht wird. Sinnvoll ist eine ausgeglichene vollwertige Kost. Weder zur Prophylaxe noch zur Therapie der Arthrose gibt es eine spezielle Diät.

Regeln für den Arthrotiker

- Bewegung unter Entlastung der Gelenke (Schwimmen, Fahrradfahren)
- Vermeiden statischer Fehlbelastungen (Körperhaltung am Arbeitsplatz überprüfen, korrektes Sitzen, keine Zwangshaltungen)
- Körperhaltung häufig ändern
- Stehende Tätigkeiten weitgehend vermeiden
- Wechsel zwischen Belastung und Ruhepausen
- Tägliche Gymnastik
- Idealgewicht anstreben
- Orthopädische Hilfsmittel (Gehstützen) je nach Ausmaß der Arthrose benutzen
- Kontakt zu anderen Betroffenen in Selbsthilfegruppen der Deutschen Rheuma-Liga herstellen

Als weitere Therapieform spielt die *Psychotherapie* eine bedeutsame Rolle. Der chronische Schmerz kann günstig durch Entspannungstechniken, Gesprächsgruppen oder Schmerzbewältigungsprogramme beeinflußt werden.

Richtiges Liegen, Sitzen, Tragen und Gehen mit geeignetem Schuhwerk ist ebenso wichtig wie eine Ergotherapie, der Gelenkschutz und der Gebrauch einer Stockhilfe zur Entlastung arthrotischer Gelenke.

Verschleißerscheinungen an der Wirbelsäule

Wer hat nicht schon einmal über Kreuz-, Nacken- oder Rückenschmerzen geklagt? Erkrankungen der Wirbelsäule mit ihren Muskeln, Sehnen und Bändern sind der häufigste Grund dieser Beschwerden. Schlechte Haltung und Überforderung des Halteapparates der Wirbelsäule bewirken eine Verkrampfung der Muskulatur. Schmerz entsteht. Es folgt eine „Schonhaltung“, die mit einer Bewegungseinschränkung verbunden ist. So entstehen wieder Verkrampfungen. Ein „Teufelskreis“ ist geschlossen. Der Rücken schmerzt. Verschleißerscheinungen an Bandscheiben und Wirbelgelenken kommen hinzu.

Aufbau der Wirbelsäule

Die Wirbelsäule des Erwachsenen hat von der Seite betrachtet natürliche Krümmungen in Form einer doppelten S-Kurve (Abbildung 8-7a). Wirbelgelenke verbinden die einzelnen Wirbelkörper miteinander und schränken die Beweglichkeit des sonst gleichmäßig biegsamen Stabes ein. Sieben Wirbel bilden die Halswirbelsäule, die beiden oberen Halswirbel stellen die gelenkige Verbindung zum Kopf her. Die Brustwirbelsäule besteht aus zwölf Wirbeln. Durch die Rippen wird die Beweglichkeit dieses Wirbelsäulenabschnitts eingeschränkt. Das „Kreuz“, die Lendenwirbelsäule (fünf Wirbel), erlaubt eine großzügige Beugung und Streckung. Kreuz- und Steißbeinwirbel werden vom Becken umschlossen.

Die Form der Wirbelkörper der einzelnen Wirbelsäulenabschnitte ist unterschiedlich. Prinzipiell sind an einem Wirbel Körper und Bogen zu unterscheiden (Abbildung 8-7b).

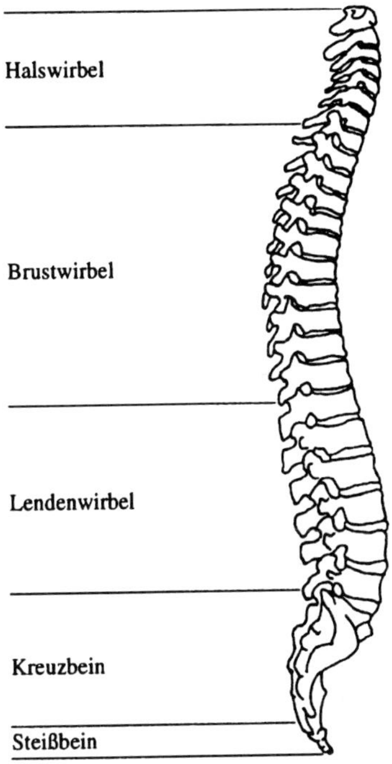

Abb. 8-7a-c. Wirbelsäule und Wirbelkörper, **a**, Wirbelsäule des Erwachsenen

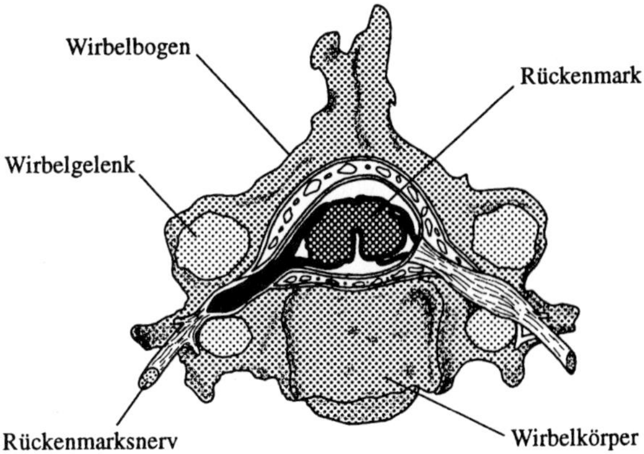

Abb. 8-7b. Horizontalschnitt durch einen Wirbelkörper

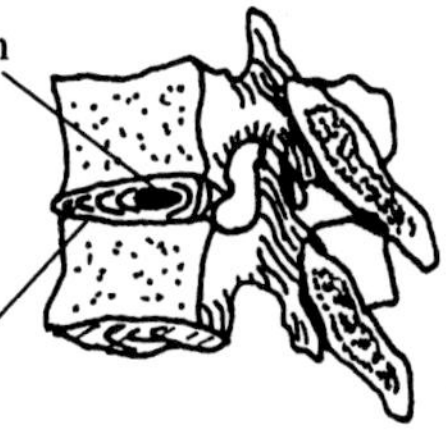

Abb. 8-7c. Seitenansicht einer Zwischenwirbelscheibe

Der Wirbelbogen umschließt den Wirbelkanal, durch den das Rückenmark zieht. Rückenmarksnerven verlassen das Rückenmark und treten seitlich aus der Wirbelsäule heraus. Zwischen den Wirbelkörpern befinden sich knorplige Zwischenwirbelscheiben (Bandscheiben) als Stoßdämpfer. Sie bestehen aus einem im Zentrum gelegenen Gallertkern und einem festen Faserring. Letzterer umgibt zwiebelschalenartig den gallertigen Kern (Abbildung 8-7c).

Bandscheibenerkrankungen

Im Laufe des Lebens, verstärkt durch Über- und Fehlbelastung, treten Verschleißerscheinungen sowohl an den Wirbelgelenken als auch an den Zwischenwirbelscheiben auf. Die Verschleißerscheinungen der Wirbelgelenke ähneln der Arthrose der Gliedmaßengelenke. Bei Alterung der Zwischenwirbelscheiben trocknet der Gallertkern aus. Es kommt zu Riß- und Höhlenbildung. Auch der Faserring reißt ein. Bei abrupten Bewegungen kann der Faserring zerreißen, und der unter Druck stehende Gallertkern reizt oder quetscht den benachbarten Rückenmarksnerv oder das Rückenmark selbst (Abbildung 8-8). Diese Situation ist von einem plötzlichen Schmerz („Hexenschuß") begleitet. Mißempfindungen bei dauerndem Reizzustand im Ausbreitungsgebiet des Nervs oder sogar Lähmungen können die Folge sein. Glücklicherweise klingt der Reizzustand des Nervs in Tagen bis Wochen meist wieder ab, bis bei einer nächsten unglücklichen Bewegung der gleiche Schmerz zurückkehrt. Verschleißerscheinungen der Bandscheiben führen zu einer Reaktion des angrenzenden Wirbelknochens. Die Wirbelkörperendfläche verdichtet sich (*Osteochondrose,* griechisch osteon - Knochen und chondros - Kern, Knorpel). Zusätzlich können an den Wirbelkörpern waagerecht laufende Randzacken (Abbildung 8-9) entstehen. Diese stellen einen Ausgleichsversuch des Organismus

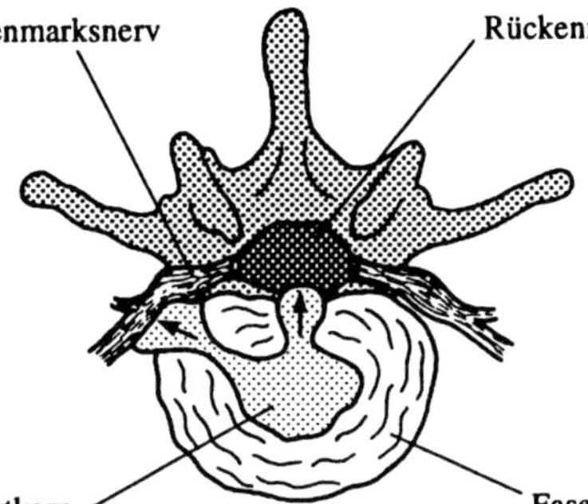

Abb. 8-8. Bandscheibenerkrankung

dar, wodurch nach einem Verschleiß der Bandscheibe die Belastungsfläche am Wirbelkörper vergrößert werden soll. Leider ist dieser Kompensationsversuch untauglich. Diese Wirbelsäulenveränderungen werden als *Spondylose* (griechisch spondylos - runder Wirbelknochen) bezeichnet. Die Randzacke am Wirbelkörper hat noch keinen Krankheitswert. Sinterungen der Zwischenwirbelscheiben stören das Gefüge zwischen zwei benachbarten Wirbelkörpern mit ihren Gelenken, Bändern und Muskeln. So entstehen wiederum Fehlbelastungen der Wirbelgelenke mit nachfolgenden Verschleißerscheinungen (*Spondylarthrose),* die erneut Schmerzen bedingen. Alle Schmerzen im Bereich der Lendenwirbelsäule und der angrenzenden Körperteile, die auf die geschilderten Zusammenhänge zurückgehen, werden als *Lumbago* (lateinisch lumbago - Lendenlähmung) bezeichnet.

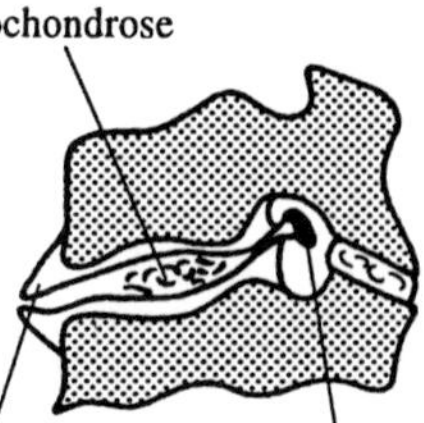

Abb. 8-9. Osteochondrose und Spondylose

Eine typische Krankengeschichte:
M. G., ein 35jähriger Bankangestellter, will seine Wohnung renovieren. Zuerst muß ein Zimmer leergeräumt werden. Dabei kippt plötzlich der Lautsprecher der Stereoanlage vom Schrank. Es gelingt M. G., den schweren Lautsprecher im Fallen aufzufangen. Der Lautsprecher ist gerettet. Aber M. G. kann sich zuerst nicht wieder aus seiner vornübergebeugten Haltung aufrichten. Es schmerzt heftig im Kreuz. Es ist wie eine Sperre quer über den Rücken. Schließlich gelingt das Aufrichten doch. M. G. legt sich hin. Der Schmerz bessert sich. Am Morgen kommt er kaum aus dem Bett. Im Verlaufe des Vormittags wird es etwas besser. Aber nachmittags in der Bank am Schreibtisch nimmt der Schmerz stetig zu. Zu Hause legt er sich sofort wieder zu Bett. Die Schmerzen klingen etwas ab. So vergehen einige Tage. Schmerztabletten sind erfolglos. Schließlich geht M. G. zum Arzt. Bei der Untersuchung sind die Muskeln am unteren Ende der Wirbelsäule stark angespannt. Der Kranke nimmt eine nach rechts geneigte Schonhaltung ein. Diese bereitet ihm weniger Schmerzen. Bei durchgedrückten Knien kann er mit den Fingerspitzen den Fußboden nicht erreichen. Der Arzt veranlaßt eine Röntgenuntersuchung der Lendenwirbelsäule. Diese bestätigt seine Diagnose eines Bandscheibenschadens der unteren Lendenwirbelsäule.

Die im dritten Lebensjahrzehnt beginnenden Beschwerden bei Bandscheibenerkrankungen betreffen Männer zwei- bis dreimal mehr als Frauen. Am häufigsten sind Lenden- und Halswirbelsäule - überwiegend die unteren Abschnitte - befallen.

Viele Beschwerden werden durch die Verschleißerscheinungen verursacht

Hinterhauptskopfschmerzen, Verspannungen der Nacken- und Schultermuskulatur, Schmerzen in Schultern und Armen, gürtelförmige Brustschmerzen, Kreuzschmerzen, Hexenschuß und Lumbago können Folgen dieser Verschleißerscheinungen sein. Manchmal treten Gefühlsstörungen im Ausbreitungsgebiet der gereizten Nervenwurzeln auf. Bei Lähmungserscheinungen, zum Beispiel der Fußhebermuskeln, oder bei Blasen- und Mastdarmstörungen (Urin oder Stuhl können nicht gehalten werden) ist höchste Eile geboten. Hier sind rasche Diagnostik und Operation notwendig.

Bei allen geschilderten Beschwerden wird der Arzt die Ursache suchen, um eine gezielte Behandlung einzuleiten. Genaue körperliche Untersuchungen, Röntgenaufnahmen und selten auch eine Magnetresonanztomographie (Abbildung des Gewebes mittels Magnetwellen) sind notwendig. Viele Nacken- und Kreuzschmerzen haben auch eine psychische Komponente. Streß, Sorgen, Erfolgs-, Zeit- und Verantwortungsdruck, Unlust und Unzufriedenheit können auch ohne auslösende krankhafte Struktur zu Rückenschmerzen führen. Haltungsschäden und Muskelverkrampfungen sind die Folge. Daneben können auch andere Erkrankungen als Verschleißerscheinungen Rückenschmerzen verursachen, beispielsweise eine Osteoporose, entzündliche Wirbelsäulenerkrankungen oder Tumore.

Was ist bei Rückenschmerzen zu tun?

Bei akutem Lumbago ist eine Stufenlagerung sinnvoll. Sie führt zur Entlastung von Bandscheiben und Wirbelgelenken (Abbildung 8-10).

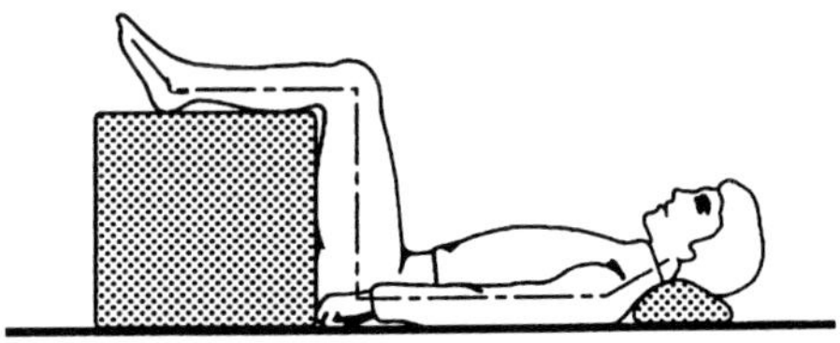

Abb. 8-10. Stufenlagerung bei starken Kreuzschmerzen

Kortisonfreie Rheumamittel (siehe Kapitel 7 „Kortisonfreie Rheumamittel) und Medikamente zur Muskelentkrampfung sind ebenso nützlich wie Wärmeanwendung. Ist es zu einem schweren Bandscheibenvorfall gekommen, wird meist operiert werden müssen. Blasen- und Mastdarmfunktionsstörungen erfordern eine sofortige Operation. Die Nerven und Rückenmark quetschenden Bandscheibenanteile werden abgetragen. Eine Versteifung bestimmter Wirbelsäulenabschnitte durch Drähte oder Nägel kann notwendig sein. Bei fehlenden Lähmungserscheinungen kann versucht werden, durch antientzündlich wirksame Medikamente und physikalische Therapie eine Besserung zu erreichen. Gelingt das in zwei bis drei Wochen nicht, oder verstärken sich die Krankheitszeichen, muß ebenso operiert werden.

Glücklicherweise sind diese schweren Krankheitsformen selten. Meist sind Krankengymnastik, Wärmeanwendungen, Massagen, manuelle Therapie (wie Lösen von Blockierungen der Wirbelgelenke) bei Rückenschmerzen sinnvoll. Besondere Bedeutung kommt der

Rückenschule zu. In Kursen (zum Beispiel der Rheuma-Liga oder der Krankenkassen) lernen die Betroffenen nach Abklingen der akuten Schmerzen, aktiv durch Änderung ihres fehlerhaften Verhaltens dem Wiederauftreten von Rückenschmerzen vorzubeugen. Aber auch vor dem Auftreten der ersten Rückenschmerzen ist es zweckmäßig, Kurse zur Rückenschule zu besuchen, damit gar nicht erst Schäden auftreten. Dort werden Informationen über Bau und Funktion der Wirbelsäule gegeben. Die Teilnehmer lernen, typische Fehlhaltungen im Alltag zu vermeiden (Abbildung 8-11) und falsche Haltungen, die sich eingeschliffen haben, zu korrigieren. Viele Broschüren geben nützliche Hinweise zur Haltungskorrektur und zu den notwendigen Übungen. Sie ersetzen jedoch alle nicht den aktiven Besuch eines Kurses der Rückenschule.

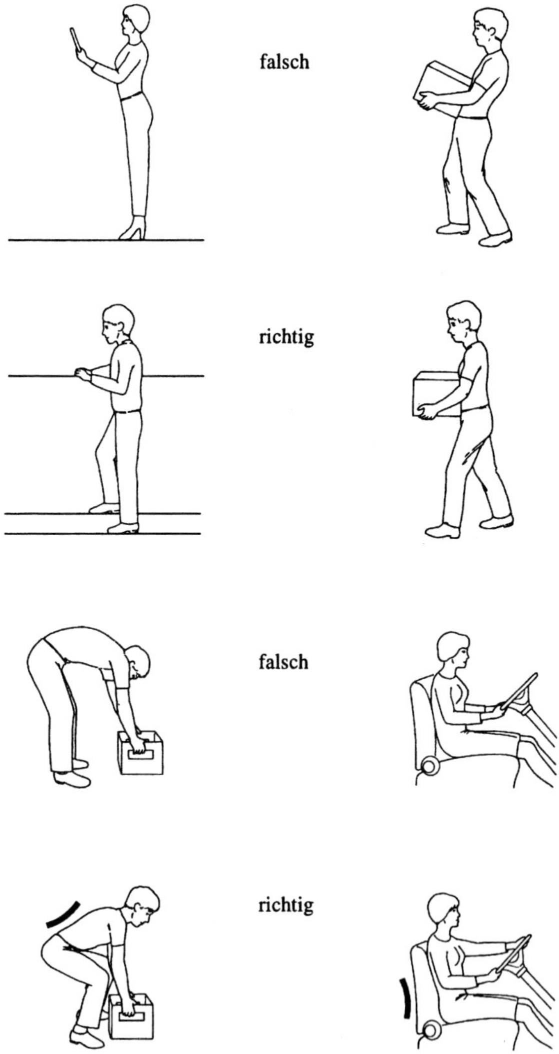

Abb. 8-11. Fehlhaltungen im Alltag

9 Weichteilrheumatismus

Weichteilrheumatismus ist ein Sammelbegriff für viele rheumatische Krankheiten, bei denen entzündlich oder häufiger durch Fehlbelastungen bedingt, Schmerzen in den Weichteilen, den Muskeln, Bändern, Sehnen und/oder Schleimbeuteln auftreten. Bei manchen Erkrankungen dieser Gruppe sind die Ursachen unbekannt. Zwei Krankheitsbilder sollen ausführlich dargestellt werden: die Polymyalgia rheumatica und das Fibromyalgie-Syndrom.

Polymyalgia rheumatica

Eine typische Krankengeschichte:
Frau J. H., 70jährig, fühlte sich bisher völlig gesund. Plötzlich treten Schmerzen in der Oberarmmuskulatur auf. Innerhalb weniger Tage steigert sich der Schmerz immer mehr. Schmerztabletten sind völlig wirkungslos. Morgens nach dem Aufstehen sind die Schultern ganz steif. Auch das Treppensteigen fällt schwer. In den Oberschenkeln sitzt ein Schmerz wie ein kräftiger Muskelkater. Fieber stellt sich ein. Der Appetit vergeht. Frau J. H. nimmt an Gewicht ab. Sie fühlt sich ausgesprochen elend und denkt ans Sterben. Beim Arzt erfolgt eine Blutuntersuchung. Schwere Blutarmut und eine hohe Blutsenkungsgeschwindigkeit werden festgestellt. Sollte etwas Bösartiges vorliegen? Da hat der Arzt einen Verdacht. Er verabreicht Kortison. Am nächsten Tag sind die Schmerzen deutlich zurückgegangen. Die Kortisongaben werden weitergeführt. Innerhalb von Wochen wird die Dosis vermindert. Frau J. H. bleibt schmerzfrei. Die Verdachtsdiagnose des Arztes ist „Polymyalgia rheumatica". Der Kortisoneffekt hat die Diagnose bestätigt.

Die Polymyalgia rheumatica (griechisch polüs - viel, zahlreich; müos - Maus, Muskel; algos - Schmerz) ist eine typische *Alterskrankheit.* Eine Erkrankung vor dem 50. Lebensjahr kommt praktisch nicht vor. Der Erkrankungsgipfel liegt bei 70 Jahren. Frauen erkranken häufiger (4:1).

Aus völliger Gesundheit heraus klagen die Betroffenen plötzlich über *Steifigkeit und Schmerzen in der Muskulatur von Oberarmen, Nacken, Schultern und/oder Gesäß und Oberschenkeln.* Die Muskulatur von Unterarmen und Waden bleibt ausgespart. Die Schmerzen steigern sich in wenigen Tagen. Schmerzmittel bringen keine Linderung. Die Kraft der Muskeln bleibt erhalten, wegen der starken Schmerzen sind sie aber nicht funktionsfähig. Morgens kommen die Kranken kaum aus dem Bett. Zusätzliche milde Gelenkschwellungen können auftreten. Ein schweres Krankheitsgefühl und Fieber stellen sich ein. Es kommt zur Gewichtsabnahme. Bei einigen Kranken treten *Kopfschmerzen* und *Sehstörungen* hinzu. Eine rheumatische Entzündung der Kopfgefäße kann die Polymyalgia rheumatica begleiten. In diesen Fällen ist sogar durch Befall der Augengefäße eine *Erblindung* möglich.

Die Erkrankung wird mit Kortison behandelt. Bereits in den ersten Tagen der Behandlung verschwindet der quälende Schmerz. Bei Beteiligung der Gefäße ist dann bei einer Kortisontherapie auch die Erblindungsgefahr vorüber. Die Kortisondosis wird im Laufe von Wochen vermindert. Blutkontrollen und die Befindlichkeit des Kranken sind für den Arzt Gradmesser für die Kortisonreduktion. Manche Patienten bedürfen für lange Zeit - selten lebenslang - einer Kortisongabe. Risiken dieser Therapie müssen beachtet werden (siehe Kapitel 7 „Kortison"). Der Arzt wird versuchen, mit der geringsten Menge an Kortison die Krankheit ausreichend zu behandeln. Manchmal muß zusätzlich noch Methotrexat (siehe Kapitel 7 „Basismedikamente") verabreicht werden.

Fibromyalgie-Syndrom

Eine Krankengeschichte:

I. T., 50jährig, fühlt sich bereits ein ganzes Jahr lang erschöpft und ständig von Schmerzen geplagt. Sie schläft schlecht. Morgens steht sie müde auf und hat Angst vor den Aufgaben des Tages. Es schmerzen die Nackenmuskeln, der vordere Brustkorb, die Gesäßregion und beide Knie. Der Arzt stellt keinen krankhaften Befund fest. Auch Labor- und Röntgenuntersuchungen sind völlig normal. I. T. erhält Schmerzmittel. Sie helfen nur wenig. Sie leidet auch nicht nur an Schmerzen, die zeitweilig fast überall im Körper wie Feuer brennen, ihre Stimmung ist ebenfalls gedrückt. Könnte es eine Depression sein? Der aufgesuchte Psychiater verneint. Da sind auch noch die Herzbeschwerden. Zeitweilig stolpert das Herz. Die Antwort des Herzspezialisten nach gründlicher Untersuchung: „Kein organisch krankhafter Befund am Herzen". Die Hände zittern. Sie sind feucht und kalt. Liegt vielleicht eine Schilddrüsenerkrankung vor, mutmaßen Bekannte. Der Schilddrüsenspezialist findet keine Hinweise auf eine Fuktionsstörung der Schilddrüse. Immer wieder erfolgen Arztbesuche wegen der Schmerzen fast überall im Körper. Eine Massagebehandlung erfolgt. Diese verschlimmert jedoch mehr als sie nützt. Nacken und Schultern schmerzen noch heftiger. I. T. sieht die Kranken mit Rheumatoider Arthritis bei ihrer Physiotherapeutin. Werden sich ihre Gelenke ebenso verformen? Sie hat große Angst vor ihrem ungewissen Schicksal. Wenn aber gar nichts gefunden wird, ist es dann vielleicht Krebs, der schon überall Tochtergeschwülste gesetzt hat? Verstopfung und Durchfall wechseln einander ab. Vielleicht ist es Darmkrebs? Darmspiegelungen, Röntgen- und wieder Laboruntersuchungen erfolgen. Alles ist normal. Im Vordergrund stehen weiter die schier unerträglichen, nicht weichenden Schmerzen in Muskeln und Sehnen. Schließlich erfolgt der Gang zum Rheumatologen. Dieser hört sich ihre Klagen sehr genau an. Er erfährt auch von der Arbeitslosigkeit beider Eheleute und von den Sorgen mit ihrem Sohn. Er untersucht I. T. sehr genau, schaut sich die mitgebrachten Befunde der vielen Spezialisten vor ihm an und stellt die Diagnose *Fibromyalgie-Syndrom.* I. T. bekommt das Krankheitsbild erklärt, ein Behandlungsplan wird besprochen. Der Arzt nahm sich für dieses Gespräch eine Stunde Zeit.

Krankheitsbild und -ursachen

Das Fibromyalgie-Syndrom ist durch chronische, Monate anhaltende Schmerzen in der Muskulatur, in den Sehnen und ihren Ansätzen am Knochen gekennzeichnet. Die schmerzhaften Regionen wurden dabei weder über- noch fehlbelastet. Die Beschwerden bestehen in Ruhe, bessern sich zunächst bei körperlicher Betätigung, nehmen aber bei einer längeren Belastung wieder zu. Beim Druck mit dem Finger auf *bestimmte Muskel- und Sehnenregionen* tritt ein starker Schmerz auf. Die Kranken empfinden den Schmerz stärker als Gesunde, ihre Schmerzschwelle liegt tiefer. Der Arzt kennt die Druckpunkte und der ausgelöste Schmerz hilft ihm beim Erkennen der Erkrankung. *Typische Druckpunkte* befinden sich am Ansatz der Muskulatur am Hinterhaupt, im Bereich der letzten drei Halswirbel, am Kapuzenmuskel (liegt dort, wo eine Kapuze hängen würde), im vorderen oberen Brustkorb, an der Außenseite der Ellenbogen, in der Gesäßmuskulatur, am Hüftknochen und an den Kniegelenken. Die Kranken empfinden ihre Schmerzen oft überall: „Es tut alles weh". *Der Schmerz hat häufig eine besondere Qualität.* Seine Beschreibungen durch meine Patienten lauteten zum Beispiel: „Es sind wahnsinnige Schmerzen". „Es ist, als ob ein Nerv bloß läge". „Es brennt wie Feuer". „Mir kommt es vor, als ob ich mit kochendem Wasser übergossen würde".

Vielfältige weitere Krankheitszeichen außerhalb der Bewegungsorgane kommen hinzu. Die Hände sind feucht und kalt. Sie zittern. Der Mund ist trocken. Bei Aufregungen werden Hals, Brustansatz und

Gesicht fleckig rot. Schwindel tritt bei längerem Stehen auf. Quälend sind die Schlafstörungen. Die Betroffenen sind morgens unausgeschlafen. Sie fühlen sich müde und erschöpft. Verstopfungen und Durchfall wechseln einander ab. Herzstolpern, Schluckstörungen (als ob etwas im Hals stecken bliebe), Regelstörungen und Schmerzen bei der Menstruation, Stimmungsschwankungen und Migräne können weiterhin vorkommen. Der einzelne Kranke leidet natürlich nicht gleichzeitig an allen aufgezeigten Beschwerden. Neben den Schmerzen besteht aber bei fast allen Betroffenen eine *chronische Müdigkeit.* Graues verhangenes Herbstwetter, Sturm oder ein Wetterumschlag verstärken die Schmerzen. Es gibt keinen *krankheitstypischen Laborbefund.* Alle Blutuntersuchungen sind normal.

Das Fibromyalgie-Syndrom betrifft vorwiegend *Frauen* (8:1) zwischen *30 und 50 Jahren.* Aber auch ältere Menschen und sogar Kinder können erkranken. *Ein Prozent der Bevölkerung* soll an einem fibromyalgischen Syndrom leiden.

Immer noch sind seine *Ursachen unbekannt.* Konfliktsituationen, an denen der Betroffene leidet und die er nicht bewältigen kann, scheinen eine Rolle zu spielen. Oft ist es eine Überforderung, mehr auf psychischem als auf körperlichem Gebiet. Die Betroffenen haben Angst, eine bestimmte Situation nicht mehr zu meistern. Sie leiden vielleicht unter bestimmten Zuständen, zum Beispiel unter einer Partnerbeziehung, unter dem Verhältnis zum Chef, unter dem Verlust naher Angehöriger, der Beruf mußte aufgegeben werden oder ein Wohnungswechsel war erforderlich. Manchmal liegen besondere seelische Schockzustände (Vergewaltigung, Enttäuschungen) jahrelang zurück. Häufig sind den Betroffenen die Konfliktsituationen nicht bewußt. Bei einem Teil finden sich auch keine solchen. Manchmal besteht eine Unzufriedenheit mit der Lebenssituation.

Behandlung

Die Behandlung des Fibromyalgie-Syndroms ist kompliziert, da seine Ursachen nicht bekannt sind. Das Wichtigste ist der verständnisvolle Arzt, der den Kranken mit seinen Beschwerden annimmt, ihn versteht und seine Schmerzen und Leiden anerkennt. Der Betroffene wird in der Geschichte seiner Krankheit schon oft gehört haben: „Kein organischer Befund". Er ist vielleicht von Spezialist zu Spezialist geschickt worden. Daher ist die Aufklärung über sein Leiden besonders notwendig. Der Betroffene muß seine Krankheit verstehen. Er wird erleichtert sein, wenn endlich ein Arzt seine Erkrankung akzeptiert, ihm aber auch die Angst vor Gelenk- und Muskelzerstörung, Funktionsverlusten, Gelenkverformungen, einem Leben im Rollstuhl oder gar vor Krebs nimmt. Denn dazu wird es niemals kommen. Vielfach können die Schmerzen nicht ganz beseitigt werden. Aber der Arzt ist als Begleiter da und versteht. Der Betroffene muß lernen, mit seinen Beschwerden zu leben, wieder glücklich zu sein und sich zu freuen. Meist kann die berufliche Tätigkeit weiter ausgeübt werden. Invalidisierung ist nicht zu befürchten. Nur für ganz wenige Kranke, die nicht mehr arbeiten können, kommt eine Berentung in Betracht. Häufig bringt dabei die Begutachtung neue Schwierigkeiten mit sich, da sichtbare Krankheitszeichen und typische Laborbefunde fehlen.

Besondere Bedeutung kommt der *Physiotherapie* zu. *Krankengymnastik* ist notwendig. Sie sollte zu Beginn der Behandlung mit leichten Übungen durchgeführt werden. Ein großes Programm auf dem Höhepunkt der Erkrankung schadet. Allmählich sind Anzahl und Dauer der Übungen zu steigern. Die Betroffenen sind oft körperlich wenig belastungsfähig. Das kann die Folge körperlicher Schonung durch ständige Schmerzen sein. Hier sind körperliches Training - langsam gesteigert - mit Schwimmen, Radfahren oder ein Aerobic-Fitneß-Training sinnvoll. Übertriebene Schonhaltungen müssen langsam abgebaut werden.

Sehr wohltuend wird *Wärme* empfunden; Bäder, Elektrotherapie mit Gleichstrom oder Wickel kommen in Betracht. Bei besonders schmerzhaften Muskel- und Sehnenansätzen wirkt auch eine *Eispackung* auf die betroffene Region (siehe Kapitel 7 „Wärme- oder Kältebehandlung“) günstig. Leichte Massagen können hilfreich und angenehm sein. Vorteilhaft ist ein Kuraufenthalt in einem *Thermalsolebad.*

Die *medikamentöse* Therapie besteht im Spritzen eines örtlichen Betäubungsmittels (wie auch beim Zahnziehen) in sehr schmerzende Muskel- und Sehnenregionen. Medikamente, die auch bei Depressionen verabreicht werden (Amitryptilin) wirken in niedriger Dosierung beim Fibromyalgie-Syndrom günstig. Das Medikament (zum Beispiel 25 mg Saroten) soll abends eingenommen werden. Kortisonfreie Rheumamittel (siehe Kapitel 7 „Kortisonfreie Rheumamittel“) kommen allenfalls kurzfristig, niemals dauernd in Betracht. Für eine Kortisongabe besteht keine Notwendigkeit.

Eine *psychologische Mitbetreuung* ist äußerst günstig. Gesprächstherapie, das Erlernen von Entspannungstechniken, autogenes Training und Schmerzbewältigungsprogramme kommen in Frage.

Patienteninformationen durch Schulungsprogramme und die *Arbeit in Selbsthilfegruppen* (Ansprechpartner sind die Landesverbände der Deutschen Rheuma-Liga) sind weitere Mosaiksteine des komplexen Behandlungsprogramms des Fibromyalgie-Syndroms.

10 Bindegewebserkrankungen (Kollagenosen)

Zu den Bindegewebskrankheiten (Kollagenosen) gehören

- Lupus erythematodes (systemischer Lupus erythematodes),
- Sklerodermie (systemische Sklerose),
- Dermatomyositis und
- Mischkollagenosen.

Die Erkrankungen erhielten den Namen „Bindegewebserkrankungen" oder „Kollagenosen", da man früher annahm, ihr gemeinsames Merkmal seien Kollagenfaserschäden. Kollagen (griechisch kolla - Leim) ist ein wichtiger Bestandteil des Bindegewebes, das die Körperorgane umhüllt und verbindet. Heute wissen wir, daß bei all diesen Erkrankungen Abwehrstoffe (Antikörper) gegen körpereigenes Gewebe, Autoantikörper, gebildet werden.

Alle Bindegewebserkrankungen zeigen gemeinsame Krankheitszeichen. Ihr Verlauf ist chronisch. Krankheitsschübe treten auf. Oft bestehen Fieber, körperliche Schwäche und Gewichtsabnahme. Hautausschlag, Gelenk- und Muskelschmerzen können zusammen mit Erkrankungen der inneren Organe vorkommen. Bei manchen Kranken sind mehrere Organe gleichzeitig betroffen. Es kommt zu ganz unterschiedlichen Kombinationen der einzelnen Krankheitszeichen, daraus resultiert das bunte Bild der Kollagenosen. Die Erkrankung verläuft bei jedem anders.

Der systemische Lupus erythematodes

Als Lupus (lateinisch lupus - Wolf) wurden früher vielfältige Hautausschläge auf Wangen und Nase, meist die heute fast ausgestorbene Hauttuberkulose, bezeichnet. Die geschwürigen Veränderungen bei Hauttuberkulose ließen wahrscheinlich an „Wolfsbisse" denken. Die Bezeichnung „systemisch" drückt den Befall verschiedener Organe des Körpers aus. „Erythematodes“ (griechisch erythema - Errötung, Röte) weist auf die Rötung von Wangen und Nase hin. Die Anordnung des Ausschlags erinnert an einen Schmetterling, so daß die Erkrankung auch den Namen „Schmetterlingsflechte“ erhielt.

Wer erkrankt?

Der systemische Lupus erythematodes ist heute keine seltene Krankheit mehr. Durch verbesserte Labormethoden können auch leichte Erkrankungen erkannt werden. Jährlich treten sechs bis sieben Neuerkrankungen auf 100.000 Einwohner auf. In Europa gibt es auf 100.000 Einwohner etwa 10 an Lupus erythematodes Erkrankte. Bei der schwarzen Bevölkerung Amerikas und Asiaten wird der Lupus doppelt so häufig beobachtet wie in Europa.

Am Lupus erkranken vorwiegend Frauen (9 Frauen, 1 Mann). Die Krankheit beginnt meist zwischen dem 15. und 30. Lebensjahr. Männer haben keinen bevorzugten Altersgipfel. Grundsätzlich kann der Lupus aber in jedem Alter auftreten. 10 % der Lupus-Patienten sind bereits im Kindesalter krank.

Warum tritt ein Lupus auf?

Besteht eine bestimmte ererbte Veranlagung, kann durch bisher noch unbekannte Faktoren - vielleicht chronische Virusinfektionen - eine Störung im Immunsystem auftreten. Der Organismus bildet plötzlich Autoantikörper, das sind Abwehrstoffe gegen das eigene Gewebe. Sonnenbestrahlung, Operationen, weibliche Geschlechtshormone („Pille“), Infektionskrankheiten oder bestimmte Medikamente können das Auftreten der Erkrankung begünstigen. Die gebildeten Autoantikörper lagern sich zusammen mit speziellen Eiweißbestandteilen des Blutes in der Wand kleiner Blutgefäße ab. Dort lösen sie eine Entzündungsreaktion aus. Diese kleinen Blutgefäße befinden sich überall im Körper. Somit ergibt sich das bunte Bild des Lupus mit unterschiedlichem Organbefall und verschiedenen Krankheitsverläufen.

Was kann einen Schub auslösen?

- Sonne und Solarien
- Streß
- Medikamente
- „Pille", Schwangerschaft und Wochenbett
- Operationen
- Infektionen
- Impfungen

Wie macht sich der Lupus bemerkbar?

Selten verläuft der Lupus als schweres Krankheitsbild. Viel häufiger sind die Formen, bei denen sich die Kranken nur „etwas unwohl" fühlen. Manchmal besteht leichtes Fieber. Die Betroffenen klagen über Sonnenunverträglichkeit (sie verbrennen rasch und reagieren mit Hautausschlag), leichten Haarausfall und Gelenkschmerzen. Diese Patienten sind in ihrer Lebensführung nicht wesentlich beeinträchtigt.

Wie macht sich ein Lupusschub bemerkbar?

- Abnahme der Leistungsfähigkeit
- Zunehmende Müdigkeit
- Fieber
- neuauftretende Gelenk- und Muskelschmerzen
- neuauftretende Hautveränderungen
- Schmerzen im Brustkorb, die das Atmen behindern
- Atemnot
- Kopfschmerzen, Sehstörungen, Empfindungsstörungen, Krämpfe

Bei schwer verlaufender Erkrankung kommt es neben Fieber, Gewichtsverlust und verminderter Leistungsfähigkeit auch zum Befall innerer Organe. Mit steigendem Lebensalter läßt die Schwere der Erkrankung meist nach.

Gelenke und Haut können betroffen sein

Bei 90 % der Lupus-Kranken schmerzen die unterschiedlichsten *Gelenke.* Schwellungen bestehen selten. Manchmal treten zwar Gelenkdeformierungen (Abbildung 10-1) auf, eine Zerstörung der Gelenke, wie bei der Rheumatoiden Arthritis, ist jedoch beim Lupus nicht zu befürchten. Bei jüngeren Menschen werden die Gelenkschmerzen oft als Wachstumsschmerzen fehlgedeutet. Muskeln, Sehnen und Bänder können ebenfalls entzündet sein und schmerzen.

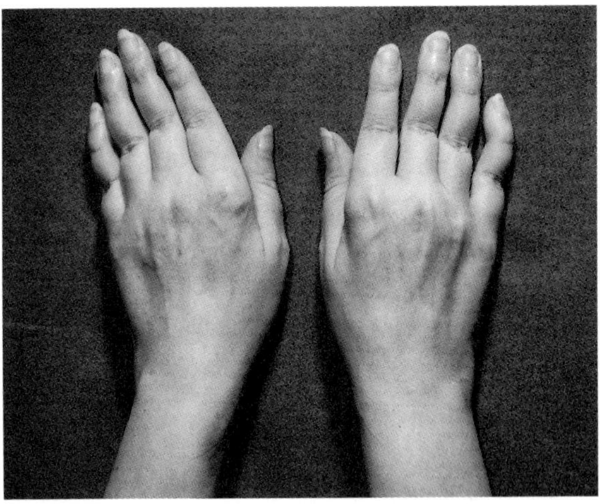

Abb. 10-1. Gelenke bei systemischem Lupus erythematodes

Genauso häufig wie der Lupus die Gelenke befällt, ist auch eine Erkrankung der Haut möglich. Ein Drittel der Kranken zeigt ein Schmetterlingserythem (Abbildung 10-2), einen pinkfarbenen Ausschlag auf Wangen (Schmetterlingsflügel) und Nase (Schmetterlingsrumpf), der der Erkrankung den Namen gab (Schmetterlingsflechte).

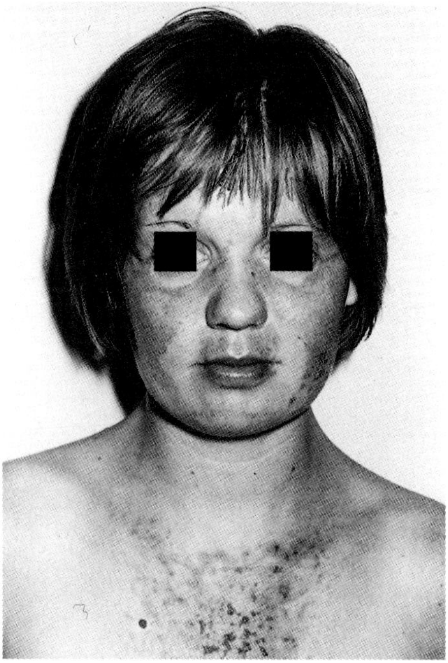

Abb. 10-2. Schmetterlingserythem bei systemischem Lupus erythematodes

Im Kragenbereich, auf den Unterarmen, Handrücken oder Fingern - unter Aussparung der Haut der Gelenke - kommen manchmal ebenfalls Hautausschläge vor. Sie sind meist fleckförmig, zum Teil erhaben und oft im Zentrum schuppig. Alle Hautveränderungen beim Lupus verschlimmern sich unter *Sonnenbestrahlung.*

Manche Kranken zeigen einen isolierten Hautbefall. Bei ihnen kommt es nicht zur Erkrankung weiterer Organe. Die Hautveränderungen hinterlassen jedoch gelegentlich Narben.

In der Mundschleimhaut entstehen manchmal *kleine Geschwüre.* Ein *Haarausfall* - diffus oder als „kahle Stelle“ - kann beim Lupus vorkommen. Während eines Lupus-Schubes gehen die Haare besonders stark aus, wachsen aber wieder nach, sobald dieser vorüber ist. Nicht selten klagen die Kranken über ein *Absterben der Finger.* Die Finger werden besonders bei Kälte weiß und kribbeln (Raynaud-Phänomen, benannt nach dem französischen Neurologen Maurice Raynaud).

Welche weiteren Organe können beim Lupus betroffen sein?

Rippenfell- oder *Herzbeutelentzündungen* sowie eine Erkrankung der *Herzklappen* sind beim Lupus möglich. *Lungenentzündungen* - nicht durch Bakterien bedingt -, *Lungengerüsterkrankungen,* Erkrankungen des *Herzmuskels* und der *Herzkranzgefäße* kommen ebenfalls vor. Besonders gründlich fahnden die Ärzte nach einer Miterkrankung der *Nieren.* Winzige Blutbeimengungen oder Eiweiß im Urin können Anzeichen für eine Lupus-Niere sein. Eine sichere Diagnose ist oft nur durch eine Entnahme von Gewebe (Biopsie) aus einer Niere, das anschließend feingeweblich untersucht wird, möglich. Bei einer Nierenbeteiligung verstopfen Eiweißablagerungen den Filterapparat der Nieren und führen zu einer Funktionsschädigung. Die Folgen sind ein Ansteigen der Abfallstoffe des Körpers im Blut (Kreatinin, Harnstoff), vermehrte Flüssigkeitsablagerung im Gewebe (Wassersucht - Ödeme) und manchmal die Entwicklung einer Bluthochdruckkrankheit. *Blutarmut, Verminderung der weißen Blutzellen* oder der für die *Blutstillung erforderlichen Blutplättchen* sind ebenfalls möglich. Eine *Erkrankung des Nervensystems* zeigt sich als Migräne, Konzentrationsschwäche, sehr selten als Schlaganfall oder Krampfleiden. Vorübergehende Wesensveränderungen, meist als Depression, können ebenso vorkommen.

Was sagen Laborbefunde aus?

Wichtigster Laborbefund ist der Nachweis von Kernantikörpern. Sie werden als Anti-nukleäre-Antikörper (ANA) bezeichnet (lateinisch nucleus - Kern). Alle Patienten mit Lupus haben ANAs. Es gibt aber auch andere Erkrankungen, bei denen ANAs vorkommen, zum Beispiel bei 30 % der Patienten mit Rheumatoider Arthritis. Da sich die ANAs gegen verschiedene Zellkernbestandteile richten, existieren Untergruppen der ANAs, die dann mit den jeweiligen einzelnen Zellkernbestandteilen reagieren (Abbildung 10-3). Manche dieser speziellen Antikörper weisen auf eine hohe Krankheitsaktivität hin, andere charakterisieren einen bestimmten Organbefall des Lupus. So zeigen die Antikörper gegen Desoxyribonukleinsäure (wichtigster Eiweißbestandteil des Zellkerns) einen aktiven Lupus an. Antikörper gegen andere Eiweiße des Kerns - es sind die extrahierbaren nukleären Antigene (ENA) - werden wiederum in Untergruppen aufgeteilt. Ihre

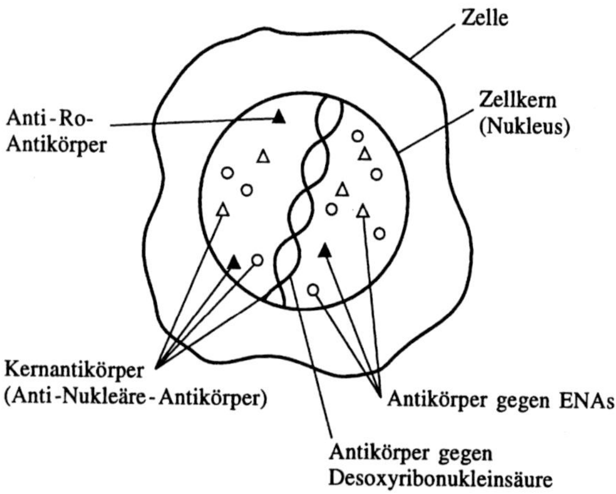

Abb. 10-3. Antikörper gegen Zellkernbestandteile

Benennungen sind sehr verwirrend. So bezeichnet man eine Untergruppe der Antikörper gegen ENA als Anti-Ro-Antikörper. Das „Ro" steht hier für die Anfangsbuchstaben des Patienten, bei dem der Antikörper zuerst gefunden wurde. Patienten mit diesem Anti-Ro-Antikörper zeigen häufig Besonderheiten ihres Lupus. Bei ihnen wird oft eine Blutzellzahlverminderung gefunden. Sie neigen zu gleichzeitiger Erkrankung der Speichel- und Tränendrüsen (siehe Kapitel 10 „Sonderformen des Lupus") und in seltenen Fällen können die Neugeborenen der Lupus-Mütter mit Anti-Ro-Antikörpern eine zu langsame Schlagfolge des Herzens haben.

Nicht nur Antikörper gegen Zellkernbestandteile sind beim Lupus zu finden, sondern es werden auch Antikörper gegen weitere Anteile des Blutes nachgewiesen. Besonders wichtig sind die *Antikörper gegen Phospholipide* im Blut. Phospholipide sind Glyzerinester mit Fettsäuren (Lipide) und Phosphorsäuren. Diese Phospholipide haben vielfältige Funktionen. Eine bedeutsame Rolle spielen sie bei der Blutgerinnung. Bestehen Antikörper gegen die Phospholipide, kommt das komplexe System der Blutgerinnung durcheinander. Die Patienten entwickeln *Thrombosen* (griechisch thrombos - geronnene Blutmasse). Das sind Verstopfungen der Blutgefäße.

Neben der komplizierten Antikörperbestimmung bei Lupus sind natürlich auch weitere Untersuchungen, wie Blutsenkungsgeschwindigkeit, Blutbild, Urinuntersuchung und Funktionsuntersuchung verschiedener Organe, notwendig.

Weitere Untersuchungsmethoden kommen beim Lupus zur Anwendung, wie Röntgen oder Ultraschall, um die Erkrankung einzelner Organe zu erfassen. Gelegentlich ist eine feingewebliche Untersuchung besonders der Nieren notwendig, um das Ausmaß der Schädigung zu erkennen. Mit einer ähnlichen Nadel (und Spritze) wie zur Blutentnahme sticht der Arzt durch die Haut in die Niere und entfernt einen kleinen Gewebszylinder. Die Untersuchung ist bei Patienten mit gesundem Blutgerinnungssystem ungefährlich.

Kann der Lupus behandelt werden?

Bessere Methoden der letzten Jahrzehnte haben den Lupus zu einer gut behandelbaren Erkrankung gemacht. Eine Heilung gelingt allerdings nur selten. Der Lupus wird in eine inaktive Krankheitsphase gebracht. Die Art der Behandlung ist sowohl vom Krankheitsstadium als auch von den mitbefallenen inneren Organen abhängig. Manchmal ist gar keine medikamentöse Behandlung notwendig. Der Lupus ist inaktiv. Vier- bis achtwöchentliche Kontrolluntersuchungen sind nötig, um rechtzeitig den Übergang in eine aktive Krankheitsphase mit der Notwendigkeit medikamentöser Therapie zu erfassen.

Milde Verlaufsformen mit Gelenkschmerzen, Einschränkung der körperlichen Leistungsfähigkeit und gelegentlich leichtem Fieber werden *antientzündlich* behandelt. Hier sind kortisonfreie Rheumamittel, die NSAR, angezeigt (siehe Kapitel „Kortisonfreie Rheumamittel). Nebenwirkungen und notwendige Kontrollen müssen bedacht werden und unterscheiden sich nicht von der Anwendung bei der Rheumatoiden Arthritis. Manchmal wird zusätzlich noch Chlorochin oder Hydroxychlorochin (siehe Kapitel 7 „Basismedikamente") verabreicht.

Bei *aktiven Formen* des Lupus mit Befall innerer Organe wird Kortison eingesetzt (siehe Kapitel 7 „Kortison"). Meist sind zusätzliche Substanzen, die das Immunsystem bremsen, wie *Azathioprin* oder *Cyclophosphamid*, notwendig.

Was sollte ein Patient mit einem Lupus über seine Medikamente wissen?

● Kortisonfreie Rheumamittel

Besonderheiten beim Lupus: Patienten mit einem Nierenschaden dürfen diese Medikamente nur unter strenger Kontrolle durch den Arzt einnehmen.

● Kortison

Bei einem akuten Lupusschub ist auf Kortison meist nicht zu verzichten. Lebensbedrohliche Situationen können damit verhindert werden. Kortison wird zuerst in höheren Dosen verabreicht, die dann im Verlauf von Wochen auf die notwendige Menge bei einer Langzeitbehandlung vermindert werden. Später wird ständig überprüft (klinischer Zustand des Patienten, Laboruntersuchung), ob Kortison nicht wieder ganz abgesetzt werden kann. Die Kortisoneinnahme darf der Kranke nicht allein beenden (ohne Rücksprache mit dem Arzt), da sonst ein Schub ausbrechen könnte.

● Azathioprin

Anwendung:
Lupus mit Befall innerer Organe

Wirkmechanismus:
Eingriff in das gestörte Immunsystem

Dosierung:
100-150 mg pro Tag

Wirkungseintritt:
Nach 4-12 Wochen

Gelegentliche Nebenwirkungen:
- Übelkeit, Erbrechen, Durchfall
- Blutbildveränderungen
- Neigung zu Infektionen

Sehr seltene Nebenwirkungen:
Leberschäden

Kontrollen:
Wann? - In den ersten zwei Monaten alle 8-14 Tage, danach alle vier Wochen.
Was? - Befragung und klinische Untersuchung, Labor

Kein Azathioprin bei:
Schweren Nieren- und Leberschäden, Blutbildveränderungen, Infektionskrankheiten, Schwangerschaft und Stillperiode

Hinweise:
Die Lupus-Patientinnen sollten während der Einnahme des Azathioprins und bis sechs Monate nach Therapieende nicht schwanger werden (siehe Empfängnisverhütung), auch Lupus-Männer dürfen während der Therapie und bis sechs Monate nach Therapieende keine Kinder zeugen; die Mißbildungsgefahr für die Kinder ist jedoch sehr gering. Impfungen während der Azathioprin-Therapie müssen mit dem Rheumatologen abgesprochen werden.

● Cyclophosphamid

Anwendung:
Lupus mit Befall innerer Organe, besonders der Nieren, und hoher Krankheitsaktivität

Dosierung:
- Vierwöchentlich eine „Tropf“-Behandlung (Infusion) sechs Monate lang und anschließend eventuell vierteljährlich zwei Jahre lang

oder
- tägliche Einnahme von 100 mg als Tabletten

Je nach Ausmaß des Lupus werden Dosierung, Anwendungsform (Tabletten oder „Tropf“-Behandlung) und Dauer dieser Behandlung variiert

Wirkungseintritt:
Nach 14 Tagen bis 8 Wochen

Nebenwirkungen:
- Übelkeit, Appetitlosigkeit, Erbrechen, Kopfschmerzen treten vor

allem während und nach der „Tropf"-Therapie auf; diese Erscheinungen können durch Medikamente gelindert werden
- Blutzellverminderung
- Leberschaden
- Regelstörungen bis zum Ausbleiben der Monatsblutung
- In extrem seltenen Fällen ist die Entwicklung von Tumoren (besonders Blasenkrebs) möglich

Kontrollen:
Wann? - In den ersten acht Wochen alle 8 Tage, später vierzehntägig bis vierwöchentlich.
Was? - Befragung und klinische Untersuchung, Labor

Kein Cyclophosphamid bei:
Blutbildveränderungen, schweren Leberschäden, Infektionskrankheiten, Schwangerschaft und Stillzeit

Hinweise:
Die Lupuspatientin sollte während der Einnahme von Cyclophosphamid und bis sechs Monate nach Therapieende nicht schwanger werden (siehe Empfängnisverhütung!); auch Lupusmänner dürfen während der Therapie und bis sechs Monate nach Therapieende keine Kinder zeugen; es besteht Mißbildungsgefahr bei den Kindern

Durch Medikamente wie Kortison, Azathioprin und vor allem durch Cyclophosphamid haben die schweren Verlaufsformen des Lupus ihren Schrecken verloren. Weitere Behandlungsformen werden zur Zeit erprobt.

Ist bei Lupus eine Schwangerschaft möglich? Welches Risiko besteht?

Eine Schwangerschaft ist möglich. Die Patientin sollte aber nur in einer nichtaktiven Krankheitsphase schwanger werden. Die Schwangerschaft macht engmaschige Kontrollen sowohl durch einen Rheumatologen (Befragung, klinische Untersuchung, Blutdruck, Labor) als auch durch den Frauenarzt (Ultraschalluntersuchungen) erforderlich. Bei Krankheitsaktivität und schweren Organschädigungen, beispielsweise der Nieren, des Gehirns und des Blutes, sollte die Frau nicht schwanger werden.

Günstiger Zeitpunkt einer Schwangerschaft bei Lupus

- Inaktive Krankheitsphasen.
- Keine Azathioprin- und vor allem keine Cyclophosphamidtherapie. Notwendigkeit einer halbjährlichen Pause nach Beendigung dieser Therapie bis zum Eintritt der Schwangerschaft.
- Eine kleine Kortisondosis in der Schwangerschaft schadet dem Kind nicht.

Da der Lupus vorwiegend junge Frauen befällt, stellt sich immer wieder die Frage nach dem Risiko einer Schwangerschaft für Mutter und Kind. Es ist möglich, daß sich der Lupus im Wochenbett verstärkt. Die Mutter kann einen Lupusschub bekommen. Ursache ist die veränderte Hormonsituation. Die Schwangerschaft an sich führt meist nicht zu einer erheblichen Verschlechterung der Erkrankung.

Gefahren für das Kind

- Häufiger Fehl-, Früh- und Totgeburten als bei gesunden Frauen.
- Vorübergehende Hautveränderungen beim Neugeborenen (Autoantikörperübertragung durch die Mutter).
- Bei Vorhandensein von Anti-Ro-Antikörpern ist eine Herzrhythmusstörung beim Kind möglich, das heißt, es liegt ein zu langsamer Herzschlag vor. Diese Komplikation tritt sehr selten auf. Sie kann durch einen Herzschrittmacher behandelt werden.
- Es besteht beim Kind keine erhöhte *Mißbildungsrate*. Der Lupus ist keine Erbkrankheit. Das Kind erkrankt also nicht zwangsläufig auch an einem Lupus. Es kann lediglich eine gewisse „Veranlagung“ vererbt werden.

Welche Empfängnisverhütung ist empfehlenswert?

Die häufigsten Mittel der Empfängnisverhütung, die „Pille" und die „Spirale" eignen sich sehr schlecht zur Empfängnisverhütung beim Lupus. Die weiblichen Geschlechtshormone in der „Pille" (Östrogene) können einen Lupusschub auslösen. Es ist allenfalls bei niedriger Krankheitsaktivität eine „Minipille" (**ohne** Östrogene) erlaubt. Bei Anwendung der „Spirale" besteht eine Infektionsgefahr. Zu empfehlen sind *mechanische Empfängnisverhütungsmittel,* wie Kondome und Scheidenpessare. Besteht kein Kinderwunsch mehr, ist eine Unterbindung der Eileiter eine gute Lösung. Auch die Unterbindung der Samenleiter des Ehemannes löst das Problem.

Was ist bei Lupus noch zu beachten?

Sonne und Solarien können einen Lupus-Schub auslösen. Es gibt nur sehr wenige Lupus-Patienten, denen die Sonne nicht schadet. Meist sind Lichtschutzcremes mit hohem Lichtschutzfaktor notwendig. Ein besonderes Make up - vom Hautarzt verordnet - kann kranke Hautstellen im Gesicht und im Kragenbereich abdecken. Oft sind zur Heilung bei Hautausschlag auch kortisonhaltige Salben und anderes nötig. Große Sonnenhüte sollen das Gesicht beschatten. Bekleidung, die Schultern und Arme lose bedeckt, schützt vor Sonne. Kosmetika sind immer zuerst an kleinen Hautpartien zu testen, da die Haut Lupus-Kranker häufig überempfindlich reagiert.

Aber auch der Winter hat für den Lupus-Patienten seine Tücken. Das Absterben mit Weißfärbung der Finger (Raynaud-Phänomen) bei Kälte tritt auf. Hier helfen alle Medikamente leider nur wenig. Wichtig sind dicke Fellhandschuhe und kein Streß, da letzterer die Erscheinungen noch mehr verstärkt.

Bei Beachten dieser Regeln und einer kontinuierlichen Betreuung durch einen mit der Erkrankung vertrauten Arzt sind die Lebensqualitäten der Patienten mit Lupus in den letzten Jahren ganz entscheidend verbessert worden.

Regeln für Lupus-Kranke

- Keine direkte Sonnenbestrahlung, keine Solarien
- Kein Streß
- Keine Schwangerschaft in akuten Krankheitsphasen
- Keine Hormone (besonders Östrogene) zur Schwangerschaftsverhütung
- Besondere ärztliche Kontrolle während der Schwangerschaft
- Wissen um Neigung zu Allergien (besonders Penicillinpräparate und Sulfonamide)
- Umstände vermeiden, die zu Infektionskrankheiten führen können
- Anstehende Operationen mit dem Rheumatologen planen

Sonderformen des Lupus

Das Antiphospholipid-Syndrom

Bei manchen Lupus-Patienten treten mehrfach Fehlgeburten (Aborte) auf, oder es kommt zu Totgeburten. Andere Patienten entwickeln Gefäßverstopfungen (Thrombosen). Bein- oder Armgefäße, Gefäße des Gehirns und die Herzkranzgefäße können befallen sein. Bei letzteren kommt es zu Schlaganfällen oder Herzinfarkt. Einige Patienten neigen sowohl zu Thrombosen als auch zu Fehlgeburten. Manchmal sind auch die Blutplättchen leicht vermindert. Das Krankheitsbild wird Antiphospholipid-Syndrom genannt, weil die Ursache der Krankheitszeichen Antikörper gegen Phospholipide sein sollen (siehe Kapitel 10 „Was sagen Laborbefunde aus?"). Die Antikörper gegen Phospholipide führen zur Störung im Gerinnungssystem. Dadurch entwickelt sich die Neigung zu Thrombosen. Thrombosen im Mutterkuchen (Plazenta), durch den die Frucht in der Gebärmutter ernährt wird, führen zu ihrem Absterben und somit zu Fehlgeburten. Nach eingetretener Thrombose brauchen die Betroffenen eine lebenslange Behandlung mit Blutverdünnungsmitteln. Das Verhindern der Fehlgeburten ist schwierig. Auch hier sind Medikamente, die in das Gerinnungssystem eingreifen, nützlich.

Das Antiphospholipid-Syndrom kann in Kombination mit dem Lupus oder anderen Kollagenosen auftreten. Es wird dann sekundäres Antiphospholipid-Syndrom genannt. Es kann aber auch ohne eine weitere Erkrankung bestehen, dann liegt ein primäres Antiphospholipid-Syndrom vor.

Patienten mit diesem Syndrom dürfen keinesfalls die Pille einnehmen, da diese eine Thromboseneigung verstärkt. Auch das Rauchen, ein weiterer negativer Faktor für die Blutgefäße, sollte unterlassen werden.

Das Sjögren-Syndrom

Das Sjögren-Syndrom erhielt seinen Namen durch den Erstbeschreiber der Erkrankung, den schwedischen Augenarzt Sjögren. Bei dieser Erkrankung sind die *Drüsen* betroffen, die Sekrete nach außen absondern. Meist sind *Tränen- und Speicheldrüsen* befallen. Die Patienten können keine Tränen mehr weinen. Bindehautentzündungen sind die Folge, da die reinigende Funktion der Tränen fehlt. Kleine Kratzer auf der Hornhaut behindern manchmal das Sehen. Die großen *Speicheldrüsen,* vor allem die Ohrspeicheldrüsen und die zahlreichen kleinen Speicheldrüsen in der Mundschleimhaut, produzieren nicht mehr genügend Speichel. Die Kranken müssen beim Essen fester Speisen dazu trinken. Sonst „rutscht" nichts. Auch nachts brauchen sie stets ein Glas Wasser auf dem Nachttisch zum Trinken. Manchmal sind die Ohrspeicheldrüsen geschwollen. Häufig wird dann die falsche Diagnose „Ziegenpeter" gestellt. Durch den fehlenden Speichel werden die Zähne nach dem Essen nicht genügend gereinigt (Selbstreinigung). Zahnfäule (Karies) entwickelt sich. Weitere Drüsen, die Schleim produzieren, wie die in der Nasen- und Rachenschleimhaut oder in den kleinen Luftwegen werden funktionslos, so daß die Schleimhäute unangenehm austrocknen. Erkältungskrankheiten entwickeln sich leichter. Auch die Scheide kann befallen sein, was zu Schmerzen beim Geschlechtsverkehr führt. Die Haut ist trocken, da die Talgdrüsen nicht genügend Fett produzieren. Trockene Haut juckt und neigt zu Entzündungen. Neben dem Befall der Drüsen, der die Sicca-Symptome (Trockenheitssymptome) bedingt, klagen die Kranken auch über Abnahme der körperlichen Leistungsfähigkeit und über Konzentrationsschwäche. Selten sind auch innere Organe in den Krankheitsprozeß einbezogen: Bauchspeicheldrüse, Lungen, Nieren und andere können betroffen sein.

Untersuchungen zur Diagnostik des Sjögren-Syndroms sind die Messung der Tränenflüssigkeit und die genaue Betrachtung von Binde- und Hornhaut durch den Augenarzt, die Messung des Speichelflusses und die Untersuchung der Funktion der Speicheldrüsen mit radioaktiven Substanzen. Manchmal ist eine Biopsie der kleinen Lippenspeicheldrüsen notwendig.

Das Sjögren-Syndrom kann allein auftreten (primäres Sjögren-Syndrom), oder es kommt in Kombination mit anderen Kollagenosen oder der Rheumatoiden Arthritis vor (sekundäres Sjögren-Syndrom).

Die *Behandlung* des Sjögren-Syndroms richtet sich nach den im Vordergrund stehenden Beschwerden. Bei fehlender Tränenflüssigkeit bedarf es künstlicher Tränen. Es muß so oft wie nötig „geträufelt“ werden. Ob Flüssigkeiten oder Gele verwandt werden, entscheidet der Augenarzt. Die Kranken sollten den Aufenthalt im Freien bei staubiger Luft meiden. Rauchen oder Passivrauchen sind schädlich. Im Sommer sollte häufig eine Sonnenbrille getragen werden. Bei Befall der Speicheldrüsen ist vermehrtes Trinken notwendig. Zuckerfreier Kaugummi kann den Speichelfluß etwas anregen. Manchmal ist der Gebrauch künstlichen Speichels angezeigt. Sehr wichtig ist eine sorgfältige Mundhygiene, das heißt, nach jeder Mahlzeit sind die Zähne gründlich zu putzen, da die säubernde Funktion des Speichels fehlt. Bei trockener Scheide ist ein Scheidengel notwendig. Die Haut bedarf einer intensiven Pflege mit fettenden Cremes. Je nach Befall weiterer Organsysteme kommt eine entsprechende Behandlung, wie beim systemischen Lupus erythematodes aufgeführt, in Frage.

Sehr nützlich kann der Anschluß an eine Selbsthilfegruppe sein, zum Beispiel die Lupus Erythematodes Selbsthilfegemeinschaft e.V. mit ihren Regionalgruppen oder die Rheuma-Liga.

Systemische Sklerose

Die (systemische) Sklerose wurde früher Sklerodermie genannt. Sklerodermie heißt „harte Haut“ (griechisch sklerose - trocken, spröde, hart). Die Erkrankung kann in zwei Formen auftreten, einmal als umschriebene, nur bestimmte Hautareale betreffende Form (zirkumskripte Sklerodermie) oder als systemische oder generalisierte Form (systemische Sklerose). Während die zirkumskripte Sklerodermie auf die Haut beschränkt bleibt, können bei der systemischen Sklerose auch innere Organe befallen werden.

Wer erkrankt? Auf eine Million Einwohner werden 100 Erkrankungsfälle beobachtet. Frauen sind drei- bis viermal häufiger als Männer betroffen. Die Erkrankung tritt meistens im 3. bis 5. Lebensjahrzehnt auf. Kinder erkranken kaum.

Warum tritt eine systemische Sklerose auf? Die Ursache der systemischen Sklerose ist unbekannt. Zu Beginn der Erkrankung sind die kleinen Blutgefäße betroffen. Ihre Wand verdickt sich. Manchmal bilden sich auch Blutgerinnsel (Thromben). Der Blutfluß ist gestört. Haut und Unterhautgewebe verhärten.

Krankheitsbild

Die *zirkumskripte Sklerodermie* ist auf Haut, Unterhaut und Muskulatur begrenzt. Am Anfang bildet sich eine umschriebene entzündliche Rötung der Haut, die später eine gelb-weißliche Verfärbung mit rötlichem und fliederfarbenen Randsaum („lilac ring") annimmt. Im weiteren Verlauf bildet sich der „lilac ring" zurück. Es bleibt eine umschriebene Hautveränderung mit meist elfenbeinartiger Verfärbung und Verlust der Haare bestehen. Eine Sonderform, die bandförmige Sklerodermie erinnert, wenn sie den Stirnbereich befällt, an einen Säbelhieb mit Entstellung des Gesichts.

Auch die *systemische Sklerose* ist von Patient zu Patient ganz unterschiedlich ausgeprägt. Manchmal sind nur die Hände befallen oder die Erkrankung breitet sich an Händen, Füßen und Gesicht beginnend auf weitere Teile des Körpers aus. Selten ist allein die Haut des Rumpfes betroffen. Ungefähr bei der Hälfte der Patienten sind innere Organe wie Speiseröhre, Magen, Darm, Herz, Lungen, Nieren oder Gelenke und Muskulatur beteiligt.

Die Erkrankung beginnt meist mit einer *Raynaud-Symptomatik* (Kribbeln und Weißfärbung bei Kälte- und Streßeinwirkung) der Finger, seltener der Zehen.

Die *Hautveränderungen* bestehen am Anfang der Erkrankung in einer Schwellung der Finger, Hände und teilweise der Unterarme, eventuell auch der Füße, Beine und des Gesichts. Später kommt es zu Verhärtung und Verdickung der Haut. Die Beweglichkeit der Finger ist eingeschränkt. Schließlich schrumpft die Haut. Die Fingerendglieder werden spitz („Madonnenfinger"). Die Hautfältelung über den Fingergelenken ist verschwunden (Abbildung 10-4). Die Haut der Finger und des Handrückens glänzt. Sie fühlt sich derb und bretthart an. Das Gesicht wirkt starr und maskenhaft, ohne Mimik, mit spitzer Nase, verkleinerter Mundöffnung und radiärer Fältelung, schmalen Lippen (Abbildung 10-5) und Verkürzung des Zungenbändchens. Der krankhafte Gefäßprozeß führt zur sichtbaren Erweiterung der kleinen Gefäße im Gesicht.

Häufig sind die *Gelenke* schon zu Beginn der Erkrankung betroffen. Es wird über Gelenksteifigkeit und Schmerzen am Morgen geklagt. Gelenkzerstörungen wie bei der Rheumatoiden Arthritis sind nicht zu beobachten. Gelegentlich besteht eine deutliche *Muskelschwäche.*

Die schlechte Durchblutung der Finger kann bei fortschreitender Erkrankung zur Ausbildung *kleiner Geschwüre an den Fingerkuppen* und über den Gelenken (Abbildung 10-4) führen. An den Fingerspitzen können narbenförmige kleine Einziehungen nachweisbar sein. Gelegentlich lagert sich *Kalk* im Gewebe der Finger ab (nur im Röntgenbild zu erkennen).

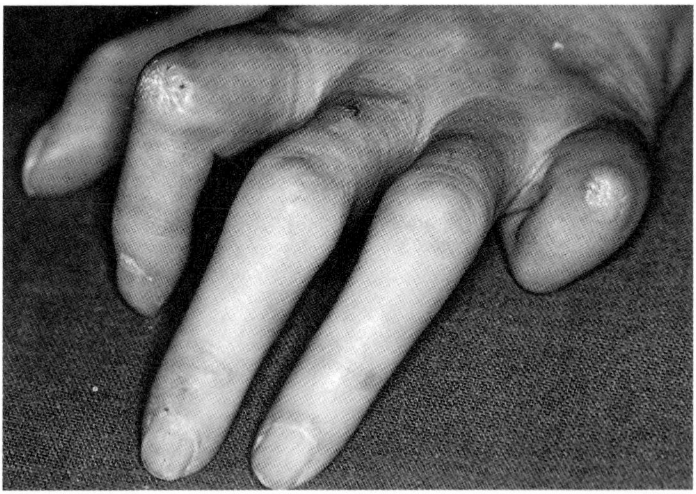

Abb. 10-4. Hand bei systemischer Sklerose

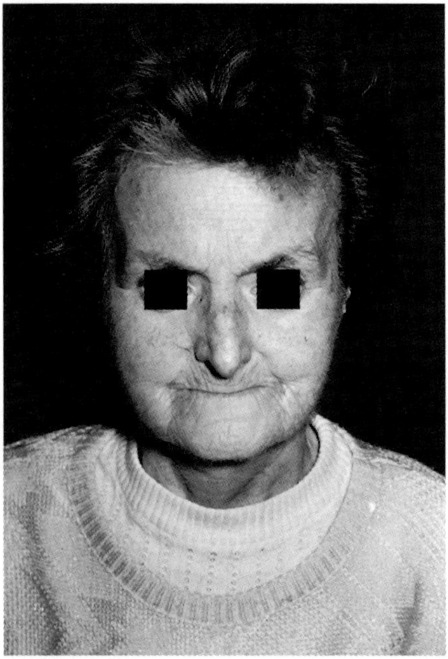

Abb. 10-5. Gesicht bei systemischer Sklerose

Beim Befall der Speiseröhre klagen die Betroffenen über *Schmerzen beim Schlucken* fester Speisen hinter dem Brustbein sowie über heftiges *Sodbrennen. Atemnot* bei körperlicher Belastung kann auf die Beteiligung der Lungen hindeuten. In besonderen Fällen sind Herz oder Nieren in den Krankheitsprozeß einbezogen. Ein *Bluthochdruck* kann sich entwickeln.

Das Krankheitsbild der systemischen Sklerose ist äußerst variabel. Meist beginnt die Krankheit allmählich, verschlechtert sich im Verlaufe weniger Jahre, bis sich der Krankheitsprozeß stabilisiert und nicht weiter fortschreitet. Schwere Beeinträchtigungen der Betroffenen sind selten.

Für die systemische Sklerose gibt es keinen beweisenden Test. Autoantikörper können nachweisbar sein. Eine Hautbiopsie mit mikroskopischer Betrachtung der entnommenen Haut sichert die Diagnose. Röntgenuntersuchungen, Atemfunktionstests und weitere spezielle Untersuchungen sind von Bedeutung.

Behandlung

Es gibt ganz unterschiedliche Behandlungsformen, die sich an der Ausdehnung der Erkrankung und am Organbefall orientieren. Im Vordergrund steht der *Kälteschutz* dieser Patienten. Ein spezielles *Physiotherapieprogramm* zur Erhaltung der Beweglichkeit ist notwendig. Medikamentös kommen Kortison, durchblutungsfördernde Arzneimittel und bei Befall der Speiseröhre Säurebinder zur Anwendung.

Regeln für Patienten mit Sklerose

- Warmhalten, besonders der Finger und Zehen.
- Vermeidung von Streß.
- Keine Hautschäden setzen, Vorsicht mit Kosmetika und bei der Nagelpflege.
- Einstellen des Rauchens.
- Bei Speiseröhrenbefall sechs kleinere Mahlzeiten am Tag; Hauptmahlzeit mittags, nicht vor dem Schlafengehen essen; schlafen mit erhöhtem Oberkörper.
- Normalgewicht anstreben.

Polymyositis / Dermatomyositis

Die Polymyositis (griechisch poly - viel, zahlreich, häufig; myo - Muskel) ist eine entzündliche Muskelerkrankung der Beckengürtel-, Schulter-, Nacken- und Schlundmuskulatur. Dabei sind hauptsächlich die Muskeln der rumpfnahen Gliedmaßenanteile betroffen. Ist die Haut in den Krankheitsprozeß einbezogen, liegt eine Dermatomyositis (griechisch derma - Haut) vor.

Wer erkrankt? Auf eine Million Einwohner kommen jährlich fünf Neuerkrankte. Frauen sind zwei- bis dreimal häufiger als Männer befallen. Die Krankheit kann in jedem Lebensalter, also auch bei Kindern, auftreten.

Wie kommt es zu dieser Erkrankung? Die Ursache der Dermatomyositis/Polymyositis ist unbekannt. Es besteht eine Störung des Immunsystems mit Autoantikörperbildung. Als Auslöser werden Viren oder Bakterien angenommen.

Krankheitsbild

Wie macht sich die Erkrankung bemerkbar? Die Erkrankung ist von deutlicher *Muskelschwäche* geprägt. Die Kranken haben Schwierigkeiten, die Treppen zu steigen, aus einem tiefen Sessel aufzustehen, sich aus der Hocke in den Stand zu begeben, einen schweren Gegenstand über die Horizontale zu heben, ein Tablett zu tragen, das Haar zu bürsten oder das Kinn vom Brustbein zu heben. Die Muskeln können *schmerzen.* Gelegentlich haben die Kranken das gleiche Gefühl wie bei einem schweren *Muskelkater.* Manchmal werden auch gleichzeitig *Unwohlsein, Fieber* und *Gewichtsverlust* beobachtet.

Bei knapp der Hälfte der Kranken bestehen zusätzlich typische *Hautveränderungen* (Dermatomyositis) mit Lilafärbung (die Krankheit wird auch „Lilakrankheit" genannt) der Augenlider, Stirn, Wangen und des Kragenbereiches. Häufig sind die Augenlider geschwollen. Verfärbungen können auch an den Händen bestehen.

Eine *Herzbeteiligung* ist möglich. Bei Beginn der Polymyositis/Dermatomyositis jenseits des 40. Lebensjahres muß eine zusätzliche Erkrankung weiterer innerer Organe ausgeschlossen werden. Bei Kindern mit einer Polymyositis/Dermatomyositis kann sich eine *Verkalkung* umschriebener Bezirke, zum Beispiel im Unterhautfettgewebe oder in der Muskulatur, entwickeln.

Diagnose

Die Diagnose Polymyositis/Dermatomyositis wird durch die typischen Beschwerden des Kranken vermutet. Bei der Untersuchung des Blutes dieser Kranken wird ein Anstieg der *Muskelenzyme* (Enzyme sind Eiweißkörper mit Funktionen im Stoffwechsel) festgestellt. Diese Eiweiße treten bei geschädigter Muskulatur aus dem Muskel in das Blut über. Auch *Autoantikörper* können nachgewiesen werden. Ein *Elektromyogramm* (Erfassung bioelektrischer Ströme bei Erregung der Muskulatur, vergleichbar mit dem Elektrokardiogramm (EKG) zur Herzuntersuchung) zeigt krankhafte Veränderungen der betroffenen

Muskulatur an. Für das EMG werden feine Nadeln in den zu untersuchenden Muskel eingestochen. Die Prozedur ist unangenehm, aber nicht schmerzhaft. Die Diagnose kann durch die mikroskopische Untersuchung einer *Hautmuskelprobe* gesichert werden.

Behandlung

Mittel der Wahl zur Behandlung der Dermatomyositis/Polymyositis ist das Kortison, eventuell in Kombination mit Azathioprin. Abgesehen von akuten Krankheitsstadien, ist eine Übungsbehandlung unter Anleitung einer Fachkraft zur Stärkung der erkrankten Muskulatur angebracht. Das Muskeltraining ist über lange Zeit fortzuführen. Dabei wird das Trainingsprogramm der jeweiligen Aktivität der Erkrankung angepaßt. Die Krankengymnastin ist ständige Begleiterin. Viel Ausdauer und eiserner Wille der Kranken ist notwendig, um durch Übungen die erkrankte und erschlaffte Muskulatur wieder zu kräftigen.

Heute können Betroffene durch die modernen Behandlungsmethoden meist in einen guten Gesundheitszustand versetzt werden, so daß sie im täglichen Leben nur wenig beeinträchtigt sind. Allerdings sind Rückfälle der Erkrankung nicht auszuschließen.

Mischkollagenosen

Bei den Mischkollagenosen können sich alle drei beschriebenen Erkrankungen, wie der systemische Lupus erythematodes, die systemische Sklerose sowie die Polymyositis/Dermatomyositis, vermischen. Manchmal kommt noch eine Gelenkentzündung wie bei der Rheumatoiden Arthritis hinzu. Die einzelnen Krankheitssymptome überlagern sich. Oftmals sind die Erkrankungen von Patient zu Patient sehr unterschiedlich in ihrem Verlauf. Häufige Symptome der Mischkollagenosen sind Müdigkeit und Abgeschlagenheit, Hand- und Fingerschwellungen, Gelenkschmerzen und -entzündungen, Raynaud-Phänomen, Lungengerüsterkrankung und Schluckstörungen. Die Behandlung entspricht dem bei den einzelnen Erkrankungen Gesagten.

Adressen von Selbsthilfegruppen

Geschäftsstellen der Landesverbände der Deutschen Rheuma-Liga

Bundesverband e.V.
Rheinallee 69
53173 Bonn

Baden-Württemberg e.V.
Kaiserstraße 16
76646 Bruchsal

Bayern e.V.
St.-Paul-Straße 9/III
88336 München

Berlin e.V.
Am Kleinen Wannsee 5
14109 Berlin

Brandenburg e.V.
Fr.-Ludwig-Jahn-Straße 19
03044 Cottbus

Bremen e.V.
Bgm.-Smidt-Straße 95
28195 Bremen

Hamburg e.V.
Friedrichsberger Straße 60
22081 Hamburg

Hessen e.V.
Hegarstraße 12
60529 Frankfurt/M.

Mecklenburg-Vorpommern e.V.
Rigaer Straße 21
18107 Rostock

Niedersachsen e.V.
Kurt-Schumacher-Straße 14
30159 Hannover

Nordrhein-Westfalen e.V.
Haroldstraße 18
40213 Düsseldorf

Rheinland-Pfalz e.V.
Kurhausstraße 5
55543 Bad Kreuznach

Saarland e.V.
Schmollerstraße 2b
66111 Saarbrücken

Sachsen e.V.
Grimmaische Straße 19
04109 Leipzig

Sachsen-Anhalt e.V.
Weidaweg 4
06122 Halle

Schleswig-Holstein e.V.
Melanchthonstraße 31
24114 Kiel

Thüringen e.V.
Am Eichberg
07407 Etzelbach

Deutsche Vereinigung Morbus Bechterew e.V.
Metzgergasse 16
97421 Schweinfurt

Lupus Erythematodes Selbsthilfegemeinschaft e.V.
Göllenkamp 3
44357 Dortmund

Selbsthilfegruppe Sklerodermie in Deutschland e.V.
Jagdstraße 1
90559 Burgthann

Deutsche Morbus Crohn / Colitis ulcerosa-Vereinigung e.V.
Paracelsusstraße 15
51375 Leverkusen

Sachverzeichnis